"十二五"国家重点图书出版规划项目

中医药信息学丛书

中医药情报学

赵英凯　主编

U0316351

科学出版社

北　京

内 容 简 介

本书属于"中医药信息学丛书"之一，是科技情报学的一个组成部分，主要进行中医药相关的情报研究和情报服务。本书由七个章节组成，其中"中医药情报学概述"、"中医药情报研究方法"、"中医药科技查新"三章分别介绍了中医药情报研究的概况、常用方法和手段，以及面向中医药行业的检索、查新。"面向临床的情报服务和循证医学最佳证据"一章探讨了基于循证医学的中医药情报服务和最佳证据研究。"国外针灸发展情报学研究"介绍了近年来国外针灸临床实践和临床试验研究现状等方面的情报研究成果。"中药专利研究"一章则重点讨论了中药专利的检索和分析方法。"外文信息的获取与翻译技巧实战篇"则以实例为主介绍了中医药相关外文信息的获取和翻译技巧。

本书对中医药情报学的研究者和使用者具有指导性，也可作为中医药信息化领域科研人员的参考书。

图书在版编目（CIP）数据

中医药情报学／赵英凯主编 . —北京：科学出版社，2016

（中医药信息学丛书）

"十二五"国家重点图书出版规划项目

ISBN 978-7-03-048859-6

Ⅰ.①中… Ⅱ.①赵… Ⅲ.①中国医药学–情报学 Ⅳ.①R2-03

中国版本图书馆 CIP 数据核字（2016）第 134137 号

责任编辑：刘　亚　曹丽英／责任校对：郑金红
责任印制：徐晓晨／封面设计：陈　敬

科 学 出 版 社 出版

北京东黄城根北街 16 号
邮政编码：100717
http://www.sciencep.com

北京凌奇印刷有限责任公司 印刷
科学出版社发行　各地新华书店经销

*

2016 年 7 月第 一 版　开本：787×1092　1/16
2019 年 4 月第三次印刷　印张：8 1/8
字数：190 000

定价：39.80 元

（如有印装质量问题，我社负责调换）

丛 书 序

21 世纪是世界科学技术迅猛发展的时期，学科之间的交叉融合成为科技发展的重要趋势之一。其中，信息科学技术产生了广泛而深远的影响，对于医学领域也不例外。医学信息学是医学、计算机科学、人工智能、决策学、统计学和信息管理学的新兴交叉学科，在电子病历、医院信息系统、临床决策支持系统、远程医疗及数据交换标准等方面取得了丰硕的成果，已经在医院管理、教学和科研，疾病的预防、诊断和治疗等方面发挥了不可替代的作用。不言而喻，中医药信息学的发展历程更为年轻，富有潜力。中医中药流传数千年，至今仍然保持旺盛的生命力，在维护生命健康中发挥着独特而重要的作用。纵观中医药发展历程，总是与时代紧密相连，唯其如此，方能历久弥新。当今，现代科技背景之下，中医药学术繁荣复兴，与现代医学乃至其他学科的汇聚、交流、融合、互补，逐渐成为中医药时代发展的显著态势。

中医药文献典籍浩如烟海，学术经验传承异彩纷呈，蕴藏着极为宝贵的学术资源，有待深入发掘。信息科学技术方法为此提供了崭新的机遇，对中医药学术的当代传承与发展发挥了重要的作用，中医药信息学这门新兴的学科也由此应运而生。同时，也当应看到，缘于学科性质、理论钩沉、社会文化背景、语言表述、思维模式、时代变迁等差异，中医药学术内容本身与信息科学技术的融合过程中必然存在重大挑战，中医药信息的获取、转化与共享等面临许多困难。这一点是医学信息学、地理信息学等其他与信息学交叉的学科发展过程中较少遇到的。所以尽管呈现出蓬勃的生机与巨大的潜力，但至今尚少有学者，也无专著对其内涵、外延进行详细论述。虽然已经成为国家中医药管理局重点建设学科，但其具体的学科建设仍是筚路蓝缕，充满艰辛，亟需奠基性著作充实其理论内核，支撑后备学术人才的教育培养。幸而，以崔蒙研究员等为首的学术团队，多年来致力于中医药信息学原理与方法学的研究、中医药信息数据库及中医药信息国际标准的研制，其进行了大量基础性的研究工作，积累了较丰富的经验和学识，很多工作与研究都充实了学科领域，为中医药信息学学科的设置、建设与发展提供了极其坚实的基础和有益的借鉴。

对于一门学科而言，理论与实践工作同等重要。相比中医药信息研究工作的大量开展，学科理论建设工作有所滞后，长期势必会影响与制约学科发展。由此，《中医药信息学》编撰工作的意义与价值显得极为关键。该书从全方位的角度介绍了这门学科的过去、现况和未来，对中医药信息的内涵、外延、研究方法、内容及意义等着墨甚多，阐发明晰而深刻，对中医药信息学下中医药信息标准、中医药科学数据、中医药知识服务、中药信息学、中医临床信息学、中医药图书馆学和中医药情报学七个分支学科均有系统论述。概言之，其研究内容几乎涵盖了一切与中医药活动有关的信息，如临床、科研、教育、管理、文化、生产经营等领域所产生的信息，提高了对中医药信息获取、转化、传播与利用的能力。

尤其值得一提的是，书中认为中医药信息是认识论层次的信息，具有现代整体性、动态时空性、现象理论等特征，其"主客融合的体验"及"包含本质的现象"等导致了辨证诊断和疗效的模糊，以及相对重视客体的整体变化状态，这些特点与大数据的"整体性"、"混杂性"、"相关性"三大特点不谋而合。如果能够借助大数据研究所获得的成果，从理论、方法学上解决体验信息获取、存储及传播的问题，必将对中医药学发展起到至关重要的推动作用。

目前，欧美发达国家对医学信息学的教育与训练非常重视，认为掌握必要的现代信息技术是医务工作者必须具备的一项基础知识和基本技能。这一点在中医药领域同样适用，但纵观国内临床医疗系统尤其是中医药领域，对此认识还尚待深化，这对拓展中医药工作者的视野、提升其临床水平及科研能力显然不利。我希望《中医药信息学》的问世能够在较大程度上引发学界对此问题的关注与重视，推动中医药信息学术的普及与发展，获得更大范围的学界共识。

相比传承千年、博大精深的中医药学，中医药信息学刚刚起步，尚有很多的工作需要一一完成，还有很多的困难需要一一克服，可谓前路漫长且艰、任重而道远。可喜的是，《中医药信息学》的编撰为万里征程开了一个好头，为这门学科的发展奠定了基础，指明了方向，确立了模式。"前人栽树，后人乘凉"，希望广大中医药信息工作者以此为起点，在全面而深刻把握中医药学术特质与发展规律的基础上，有效借鉴、运用信息科学原理、方法、技术，不断丰富中医药信息学的内涵，探寻其内在规律，为中医药学术的传承、发展乃至创新提供更多的助益，充分发挥其独特作用。

传统与现代的交融总是令人充满无限的遐想与期待，处于高概念和大数据时代的中医药信息学更加深化其学科特质，望能引领中医药学科、事业与产业的发展。对于崔蒙、吴朝晖、乔延江主编及编写团队，我比较熟悉他们的工作，感佩学者们孜孜不倦、辛勤耕耘、认真治学的精神，创建一个崭新的二级学科实在不易，此书乃中医药信息学的奠基之作。书濒脱稿邀我作序，是对我的信任和鼓励，谨志数语乐观厥成。

王永炎

甲午季秋

目　　录

第一章　中医药情报学概述

中医药情报学是科技情报研究的一个组成部分，始于 1959 年中医研究院在学术秘书处成立的情报资料室，当时主要负责中医药情报的搜集、整理和交换等工作。

早期的中医药情报研究主要是基于对国内外相关信息的收集和整理，编写内部资料和专题报告，为科研人员和行业管理部门提供情报服务。例如，1960 年公开出版了《中医文摘》（后改名《中国医学文摘——中医》）；1973 年创办了《中医药研究参考》，主要用于内部交流；1976 年开始编印《中医药研究资料》，用于介绍中医药行业科学研究的新技术、新方法、新进展；同年还不定期地编印《中医药动态》，主要为卫生部、院所领导及有关科室提供参考；1978 年创办了《国外医学参考资料》（后改为《国外医学·中医中药分册》），这是国内唯一报道国外中医药信息的正式刊物。

目前的中医药情报研究主要包括战略研究、政策研究、专题情报研究和企业情报研究等。

战略研究主要针对中医药在国内外科研、教育、医疗、市场等方面的发展现状；国际社会对中医药的态度和需求情况，结合社会政治、经济、教育和管理，从总体出发，在宏观与微观、理论与应用方面进行深入系统的研究，调研相关情报分析和预测中医药面临的各种机遇和挑战，并提出相应对策。它主要是为各级政府卫生部门进行中医药发展战略研究及专题调研等信息分析活动、充分发挥综合情报的社会功能。如人口与医药卫生发展战略与技术经济政策研究、国家中长期科技发展战略研究、中医现代化发展战略研究、中药现代化产业推进战略研究、中药现代化发展战略研究、促进中医药出口创汇的战略与政策研究等。

政策研究主要围绕国家卫生部、中医药管理局及相关政府部门、中医药临床和科研部门的中心工作开展相关的情报分析研究，从错综复杂、内涵丰富的海量数据中提取出有用的信息，研究和运用中医药情报分析方法；处理和解析这些信息，为政府部门现阶段政策的实施情况和下一阶段政策的研究与制定提供决策依据。如中医中药在西部大开发中的地位与作用研究、十省市中医医疗需求与服务调查、中医中药在中国医疗卫生保健中的作用与应用情况、全国民族医药基本情况调研、国外中医药立法状况研究、全国农村中医药基本情况数据统计及研究等。

专题情报研究主要为中医科研单位、高校及临床机构等提供科研课题相关的课题查新、循证服务、技术咨询、决策咨询等服务，同时，随着各国对中医药的科研、临床运用日益增多，掌握国外有关的科研方向，科研动态及成果，教育、医疗、市场的最新信息，进行综合分析，对我国中医药科研发展具有一定促进作用。如关于甲型 H1N1 流感等突发传染性疾病的中医药防治情报研究、中医临床特色优势研究、传统医学纳入各国国家医疗保健体系情况分析、美国政府关注的与中医学相关的传统医学问题、俄罗斯传统医药信息调研、国内外戒毒研究进展等。

企业情报研究主要为医药企业提供市场相关情报的调研、预测和分析工作。如银杏提取物信息调研、冬虫夏草信息调研、治疗糖尿病中药单味药及中药化学成分信息调研等。中医药企业情报研究属于竞争情报研究的范畴。

中医药行业具有传承与创新并存、行业专属性强等特点，对情报学方法的要求更为复杂和迫切。到目前为止，情报学方法在中医药领域的应用已有一定发展，相关文献量逐年递增，采用的方法也从单一的数理统计方法和文献计量学方法逐步扩展到数据挖掘、知识发现及竞争情报方法。对于情报方法学的研究，是一个理论指导实践，实践验证、完善理论的循环过程。对于中医药情报研究合适方法的研究，引进借鉴别的学科行之有效的方法和技术是必要的，应全面了解和掌握所选用研究方法的优缺点及适用范围，熟知研究程序和所需要的约束条件，注重研究中医药在现代发展中遇到的各种实际问题，结合情报学特点、中医药学学科特点，把握未来情报学学科的发展趋势。

在互联网没有出现之前，情报科学的研究对象主要是文献，情报学家对科学的关注几乎全部都是通过对文献的研究来实现的。而在互联网普及之后，情报研究不仅要面对"信息爆炸"所带来的信息积累与查找利用之间的矛盾，而且情报的来源和研究对象也从单一的文献扩展到数据、图像、语音等多种形式和内容。一般认为，情报学的这种从文献层次向知识层次的深化、演进与发展，是情报学研究的知识化趋势。因此，现代情报研究工作已不再仅仅是为决策者、科研工作者提供准确的信息服务，而且要善于从专业的角度，以敏锐的判断力及时捕捉、展现和评价相关的科研活动和成果，以探索或发现知识的发展规律，中医药情报研究亦是如此。

第一节 中医药情报采集

中医药情报采集是中医药情报工作的第一个环节。情报采集就是根据用户的需求、机构的性质和任务，用科学的方法收集、检索和获取特定情报资源的过程。情报资源是开展情报研究和情报服务的物质基础，其质量的优劣将直接影响情报服务的整体效果。在情报来源极为丰富、情报流通渠道相对畅通的今天，把好情报资源采集的质量关是提高情报研究和服务水平的关键。

不论何种类型的情报研究和情报服务活动，都必须有充分的情报资源。为了提高情报搜集的效果，情报人员应遵循全面性、系统性、针对性、新颖性、可靠性、科学性、计划性等原则。情报搜集一般包括文献调查和社会调查两种途径。

（一）主要的中医药情报源

中医药情报采集的工作对象是情报源，它是中医药情报工作的物质基础。所谓情报源指的是一切产生和持有情报的个人和机构，或者负载情报的物体。按照情报存在的物质形态，情报可划分为文献形式、语言形式和实物形式。这三种形式主要分为文献型和非文献型两大类，语言形式和实物形式则属于非文献情报源。根据中医药情报的特点分为古代中医药文献、现代中医药文献及网络中医药情报资源等几个部分，下面我们逐一介绍。

1. 古代中医药文献

古代中医药文献的主要载体是图书，大体可分为四类：一是经书，专著和对经书、专著进行注释析义的书籍；二是据经书、专著生成的临床各科文献；三是史志中所载的医药记事；四是散见于历代诸子著作中的单篇论文。古代中医药文献应具备三个要素：一是有具体的图书史料；二是具有使用价值、实践价值；三是具有历史意义、历史地位，并可为当今所利用。

根据中国中医科学院图书馆主编，包括北京图书馆、中国医学科学院图书馆、各中医高校图书馆等国内113个图书馆参与的《全国中医图书联合目录》的图书分类方法，现存中医图书采用三级式分类。其中，在第一级方面共分为12类，分别为医经、基础理论、伤寒金匮、诊法、针灸按摩、本草、方书、临床各科、养生、医案（医话、医论）、医史及综合性著作。

2. 现代中医药文献

（1）按文献的性质、特点和编辑出版形式分类：文献型情报源是科技情报的主要存在方式。文献型情报源主要包括印刷型文献、缩微型文献、机读型文献和声像性文献四类。根据文献的性质、特点和编辑出版形式的不同，中医药现代文献可分为：图书、期刊、报纸、会议文献、专利文献、学位论文、标准文献、政府出版物、产品样本、病案资料等。

1）图书：目前尚无严格和统一的定义，但一般认为，图书是一种用印刷或手抄方式把原文或图表加以再现，并装订成册，而篇幅大于48页的不定期出版的文献。

2）期刊：是一种定期或不定期的连续出版物，出版周期最长不超过1年，且长期使用固定和统一的刊名，版面、开本、篇幅、栏目、价格均基本稳定，每期至少刊载两篇以上稿件，且内容不能重复。根据内容、性质的不同，期刊又可分为：学术性刊物、技术性刊物、快报性刊物、资料性刊物、译文性刊物、检索性刊物等。

3）报纸：是一种特殊的期刊。在中医药信息的传播上，具有内容性、报道性、发行量大、流通面广的特点。它是了解中医药研究动态、及时获取科研信息的重要途径。目前，公开出版的医药卫生类报纸约有20余种。

4）会议文献：是指在学术会议上宣读或书面交流的论文或报告，根据会议文献的出版时间，可划分为会前出版物及会后出版物。根据会议的地域范围不同，可分为世界性、国际性、全国性和地方发行几种。

5）专利文献：是指专利审批过程中产生的官方文件及其相关出版物总称，包括专利说明书、专利公报、专利分类、分类表索引等。

6）学位论文：是指高等院校、科研机构的研究生、毕业生为取得某种学位资格而撰写的学术论文。

7）标准文献：又称技术文献标准，是由权威机构批准的有关标准化的技术规定，以文件形式出现，是技术标准、技术规格和技术规则等文献的总称。标准文献有一定的法律约束力，按其使用范围可分为国际标准、国家标准、区域标准、专业标准。

8）政府出版物：是指各国政府及其所属机构发表的行政文件或科技文献，其内容十分广泛，按性质可分为行政性文件和科技文献两大类。

9）产品样本：是指对定型产品的性能、构造、用途、规格和使用方法的说明性文字和宣传资料，包括产品说明书、产品目录和贸易性刊物。

10）病案资料：为临床工作的原始记录，是进行临床总结的最可靠依据，也是医学教育和科研工作的重要资料。病案资料一般不出版，有一定保密性。

（2）按文献的加工程度分类：如果按照文献的加工程度，还可将文献划分一次文献、二次文献、三次文献等。

1）一次文献：是科研人员依据自己的科研实践撰写的，直接阐述科学发现、发明、成果或学术观点的文献。根据文献的内容性质，只要是作者根据自己的科研成果而发表的原始创作，无论是手稿、译文、论文、图书；也无论是铅印，还是复印，都是一次文献。

2）二次文献：是对一次文献进行加工、提炼、压缩，按一定的系统结构和组织方式编辑成的工具性文献。二次文献的主要类型有目录、题录、文摘、索引等，形式上主要分为卡片式、书本式、期刊式等。

　　3）三次文献：是指利用二次文献，对一定范围或专题的一次文献的学术内容进行收集整理和综合分析基础上编写的文献。它主要包括两类：一类是指对某些具体研究课题的当前状况和发展趋向进行分析和评述，如论文综述、专题评论等；一类是将发展较为成熟的知识系统化，以便人们学习、查找和利用，如教科书、词典、百科全书、年鉴、手册和指南等。

　　此外，还有四次文献，又称机读文献，是指利用计算机磁带、磁盘编制的书目索引文献；零次文献，一般是指未公开于社会的非出版型文献，如书信、笔记、手稿、发言稿、会议记录、实验记录，以及通过口头交流或实际传授等形式进行传统的，直接作用于人的感官的非文献型情报信息。这些文献构成了特殊形式的情报源，具有重要的情报价值。

　　3. 网络中医药情报资源

　　近年来，传统医学受到越来越多的关注，人们对包括中医药信息在内的传统医学信息的需求也日益增多。为顺应这一潮流，互联网上出现了大量传统医学情报资源，包括中医药相关管理机构、中医药院校、研究机构、中医药企业和公司等建立的站点。国外的一些著名的生物医学检索系统也都收录了我国中医药期刊等相关文献。网络中医药情报资源主要包括与中医中药、传统医学及补充替代医学相关的信息网站或网页，如国家中医药管理局，印度卫生部阿育吠陀及自然疗法、尤纳尼、锡达、顺势疗法部（AYUSH），美国国立补充替代医学中心（NCCAM），以及世界卫生组织（WHO）网站中涉及"传统与补充医学"的内容等。国内外主要的、包含中医中药及传统或补充替代医学相关内容的文献数据库，如中国知网、万方数据、PubMed、SCI等也已成为网络中医药情报的重要资源。具体可分为以下几类：

　　（1）搜索引擎或网络资源导航：搜索引擎是一种查询网络资源的工具，网络上有许多优秀的搜索引擎及资源导航，目的是帮助用户快速、准确查找网络上的情报资源。如Google、百度、Yahoo、Medscape Medical、Matrix Doctor's Guide、中国医学生物信息网、国家科技图书文献中心医学图书馆站点导航等。

　　（2）中医药相关的医学信息网站

　　1）国内外医药管理部门网站：主要包括各国卫生部、药物管理部门、补充替代医学或中医药的专门管理机构等，如卫生部、国家药品食品监督管理局、国家中医药管理局等。

　　2）国内外医药卫生权威组织、医院、教育机构及学术团体等网站：如美国国立医学图书馆、北京图书馆、中国医科院图书馆等30余家医学图书馆的网站，WHO，中华医学会，中华中医药学会等。

　　3）国内外医学核心期刊网站：如《中华内科杂志》、《中华外科杂志》、《中医杂志》、《中药材》、《中草药》，以及 Medicine、Nature、Lancet、《新英格兰医学杂志》等。

　　（3）生物医学数据库、中医药学数据库及医学相关检索系统：生物医学数据库按照文献类型划分，主要有文献型数据库、数值或事实型数据库、多媒体数据库等，这些数据库以商业和非商业服务方式提供。我国的中医药期刊文献已被国内外多个生物医学数据库所收录。

　　1）文献型数据库：包括题录文摘数据库和全文数据库。题录文摘数据库最著名的是美国国立医学图书馆的 Pubmed 数据库，此外还有 TOXNET、CANLIT、美国专利数据库、中国期刊题录数据库、商用数据库 DIALOG 系统等。全文数据库目前主要有 ProQuest medical Library、OVID、Elsevier Science 公司的 SDOS 全文检索系统、清华同方、万方、维普等全文期刊数据库等。

　　2）数值或事实型数据库：主要包括基因库、核酸序列、蛋白质结构库等分子生物学数据库，以及毒理学、药物方面的事实型数据库。

3）多媒体数据库：包括物质或药物三维立体结构数据库、各种医学图谱库、医学影像库、病理切片库等。

特别提出的是，中国中医药信息数据库系统，是由中国中医科学院中医药信息所研制的系列中医药数据库系统，其中包括综合查询各类数据库的多库融合平台、具有统计功能的结构型数据库、文献题录型数据库及事实型数据库。

目前，随着中医药在世界各国的影响力不断加大，很多补充替代医学及我国的中医药学期刊杂志已被多个全球权威性生物医学信息检索系统所收录。①美国《医学索引》：*Index Medicus*，简称 *IM*，是由美国国家医学图书馆（National Library of Medicine，NLM）编辑出版的题录式医学文献检索性期刊。有关针刺、经络、脉诊、方剂、药物的中医药文献报道，在 *IM* 中与日俱增。②美国《化学文摘》：*Chemical Abstracts*，简称 *CA*，由美国化学学会化学文摘服务社（Chemical Abstracts Service of American Chemical Society，CAS）编辑出版。*CA* 收录的文献虽然以化学化工为主，但也广泛收录了与化学有关的生物医学文献，约占其报道量的35.5%。其摘录的1000种自然科学核心期刊中，包含350余种最重要的医学核心期刊。随着中医中药在世界范围的发展，*CA* 有关中医药的报道近年来明显上升，其中尤以针灸和药用植物方面的文献为著。③美国《生物学文摘》：*Biological Abstracts*，简称 *BA*，收录了世界上100多个国家，23种文字出版的8500余种生物、医学期刊所载论文及1万多种其他类型的文献。④荷兰《医学文摘》：*Excerpta Medica*，全称 *Excerpta Medica Abstract Journals*，简称 *EM*，是世界上唯一的英文医学文摘。其中，生物医学期刊约3000种，其他医学相关期刊约2400余种，我国有15种医学期刊被收入。

（4）生物医学及中医药学电子出版物：主要包括生物医学电子期刊、报纸、图书、手册、法规、指南、图谱、百科全书等。许多电子图书可以通过网络检索，一些搜索引擎和网站可以提供百科全书、医学词典及医学术语集。

（5）特种文献：主要包括专利信息、标准、学位论文、科技报告、会议论文等信息资源，目前均可通过网络检索与获取，如中国专利信息网、国家科技成果网、中国医学会议网、中国标准服务网、美国专利数据库、日本专利数据库、美国政府报告数据库、Medicine Conferences（英国医学会议网）、国际标准化组织（ISO）等。

（二）中医药情报采集的原则

不论是利用图书资料，还是通过二次文献；也不管是利用手工查找，还是通过计算机检索，都应本着先近后远、先内后外、先易后难、先简后繁、先本专业后其他专业的原则去寻找中医情报信息。

（1）先近后远：即查找情报时要从最近期的资料开始追溯既往的资料，以便了解当代的水平与最新的理论观点及方法手段。另外，有些近期信息资料附有既往信息目录，可供选择和利用，这是扩充情报资料的一条重要途径。

（2）先内后外：即先查找国内的有关信息，然后再查找国外的资料。就目前而言，祖国医学古典信息资料的绝大多数可以在国内找到，现代的中医药研究资料亦数国内居多，因此应当先搞清国内的情况。另外，国内资料易于理解，查阅速度快，如果能充分利用翻译资料，还要弥补掌握语种不多的缺陷。国内有些信息本身也引证了大量其他国家的有关资料及线索，为进一步查找国外信息扩大了来源。

（3）先易后难：即查找情报时先从本单位、本地区的资料开始，这样比较容易。舍近求远，即费时又费力。

（4）先简后繁：即查找情报时先用较简单的方法，后用较繁复的方法。如查找某一专题信息应先查找有关的综述文献，然后再找单篇论文，以便迅速了解有关问题的历史和现状，以及存在的问题、争议与展望，有助于对所研究的问题产生较深刻而全面的认识。综述的正文之后往往列有许多信息目录，是扩大信息资料来源的极好途径。

（5）先本专业后其他专业：有的信息资料不一定完全登载在本专业刊物之内，往往发表于其他专业或一些综合性期刊之中。因此，查找信息资料，除通过专业期刊外，还要关注其他相关学科和边缘学科的期刊。人们一般对专业资料都相当熟悉，查阅快捷，掌握准确，能较迅速地找到所需资料。在找到的资料中很可能就引证了相关学科期刊上的信息，为进一步广泛查找资料提供了线索。将找到的资料进行全面系统的分析，就更明确了还需要哪些学科领域的信息资料，以便有条不紊地去查找。

（三）中医药情报采集的方法

（1）针对研究主题的情报采集方法：针对某一研究主题查找有关的情报资料，通常采用系统检索法、追溯法及循环法。

1）系统检索法：是利用检索工具全面、系统地查找某一专题信息资料的方法，即利用二次文献寻找一次文献的方法。由于二次文献多数是图书信息中心为了使读者能更充分地利用各种信息资料而编辑的，它是浓缩了的一次文献，因此其所登录的内容基本上是未经选择的，不受作者兴趣和需要的限制。一般而言，利用二次文献所找到的信息资料比较全面而少遗漏，缺点是信息报道比较慢。

2）追溯法：是根据某一线索逐步深入，尽可能多地将某一问题的全部资料寻找出来。通常是从教科书、专著、文献综述或最新期刊论文等资料的参考文献表开始，将有问题的全部书目或题目逐一采集。然后根据这些题录提供的线索找到其他有关资料，通过阅读进行进一步的采集。长此以往，通过不断积累，内容也将逐渐充实起来。按照这种方法找到的信息，一般都是经过中间作者选择的，受其兴趣和需要的限制，因此不容易全面而无遗漏。

3）循环法：系统检索法与追溯法交替进行检索即称循环法。一般根据检索题目的特点和信息检索工具的拥有情况，某一段时间利用检索工具进行检索，而另一段时间则用追溯法进行查询，这样交替循环，直至满足检索需求为止。

（2）针对信息的类型和性质的情报采集方法：按照信息的时间特性可以将信息分为动态信息和静态信息；按照信息的保密特性可以将信息分为公开信息和非公开信息。依据信息的类型和性质不同，可采用不同的信息采集方法。

1）对于动态的公开信息，采集方法包括问卷调查法、参考观察法、专家咨询法等；静态的公开信息，采集方法有预订采购法、信息检索法、日常积累法等。

2）对于非公开的动态信息，采集方法有访问交谈法、技术截获法等；对于非公开的静态信息，采集方法有交换索要法、委托收买法等。

经过搜集而获取的原始情报通常是繁杂无序、真假混杂的，因此需要进行处理。情报处理包括整理和评价两个相辅相成、交替进行的环节。其中，情报整理包括形式整理和内容整理，目的是使情报从无序变为有序，成为便于利用的形式；情报评价则强调对整理出来的原始情报进行鉴别，一般依据可靠性、先进性、适用性等指标进行，目的是筛选出有用的情报，淘汰掉无用或不良情报。这两个环节共同作用的结果是使所搜集到的情报不仅是有序的，而且是有用的。

第二节 中医情报的分析和评价

计算机和网络技术的不断发展，使网络信息和各种数字化资源的流量呈几何级数增长，为人类提供了更快捷的信息获取渠道和更及时、全面的信息源。在海量信息当中如何评价情报的价值，如何运用信息处理技术及信息研究方法处理和解析这些信息，发现和认识隐含在数据海洋中的客观规律；如何利用这些数据，并将其转化为知识，指导现代中医药研究，是情报分析工作所要解决的焦点问题。

（一）国内外情报分析和评价的现状

1. 国外现状

有学者对 1994 年以来国外 5 种情报学核心期刊所载的 2175 篇学术论文的主题进行了统计分析研究发现，情报加工处理这一部分论文的主题主要集中在信息描述、标引、知识发现与数据挖掘、分类、压缩、编目、自然语言处理、摘要、可视化、提炼、排序、信息组织、信息处理、索引、词汇控制和抽取等方面，占该类目论文总数的 85%。并且发现自 1998 年后，能够帮助医学研究者更好地发现不同专业领域文献中隐含关联的非相关文献知识发现法得到了重视，从各年论文分布的趋势上看有较大的持续增长，所研究的内容包括知识发现、信息发现、概念探索、文本挖掘、数据挖掘和网络挖掘等众多方面。

当今国外的情报机构非常重视各种情报的分析，即为各级用户提供相关情报分析结果、未来发展和帮助等咨询功能。一些国外知名的情报机构不断开发分析软件或系统，以提高情报分析功能和水平。

兰德公司是当今世界最负盛名的决策咨询机构，涉猎政治、军事、经济、科技、社会等各方面情报战略研究。兰德通过先进的计算技术、建模技术、分析工具和软件、分析方法来对热点和前沿问题进行分析，扫描、监视和跟踪全球发展动态，为美国州、联邦政府及资助人提供客观的高质量研究报告。目前，兰德已有一套完整的分析方法体系，主要包括：德尔菲法、"跨学科"研究方法、统计分析法、大规模情境法、回溯法、规划法、成本效用分析法、处理不确定问题方法、度量研究效益方法、未来方法、评估法、逻辑模型、离散选择模型等。

美国能源部能源信息管理办公室（the Energy Information Administration，EIA）用线性规划理论和情景模拟法建立了一个情报分析平台，用以揭示美国能源市场供给和需求之间重要的交互作用、预测 2030 年以前美国中期能源市场。

加拿大科技信息研究所（the Canada Institute for Scientific and Technical Information，CISTI）的研究流程：CISTI 在信息资源、数据库建设等工作的基础上，建立了一个专利分析平台，利用各种功能挖掘有价值的信息，包括文本挖掘分析、高级可视化、灵活的文本管理等，并建立了一个基于数字信息流的信息研究流程。利用信息分析模型，阐释当今科技医学信息环境下信息流高复杂、完全交互的特性。

2. 国内现状

20 世纪 50 年代，我国的信息情报分析活动才开始起步，当时主要是采用文献工作和研究工作相结合的方式，信息不够及时、全面，信息量也较少。80 年代后，我国大量吸收国外的新观念、新技术、新方法，情报分析工作开始迅速兴起，并从国家科研情报单位渗透到社会各行各业。经过半个世纪的发展，从最初的专题研究阶段发展到综合研究阶段，形成了初具规模的信息分析产业。情报分析在科技信息界又称为情报研究、情报调研，多以科研课题形式呈现；在经济界又称为经济分析、经济预测、市场分析等，多表现为以竞争情报分析为主体的调研任务。

当前，我国信息分析活动的主体多元化，依据服务方式分为两大类：一是非营利性信息分析机构，主要是政府部门的信息研究机构、公益性事业单位，如情报所、图书馆、企业内部信息分析研究机构等；二是营利性信息分析机构，包括金融证券投资信息分析机构、市场调查与分析公司、信息咨询公司等。非营利性信息分析机构的各种信息研究所、信息分析中心是信息分析主体的中坚力量。当前，信息服务的对象以政府领导部门和企业为主，由于市场竞争化日益激烈，企业的竞争情报需求也随之增大。

尽管大量的网络信息处理系统及软件使得信息获取能力不断增强，但"提供分析与建议"却是除情报工作者之外任何技术都无法实现的。这是国内外情报工作不争的一个事实。但由于情报工作在人员素质、分析系统、社会环境、政策环境等各方面的发展都不够成熟，情报人员提供的分析和建议往往不能被企业高层决策者重视和采纳。因此，情报的分析和价值探讨仍将是学术研究中重点关注的焦点问题。

（二）中医药情报分析

1. 中医药情报分析的定义

情报分析是对收集、整理后的情报进行精加工。通过中医情报专业人员的思维活动，采用科学的方法、手段和工具，对采集到的大量纷繁无序、杂乱无章的信息进行有针对性的选择、分析、综合、预测，以揭示、总结信息中有价值的部分及其本质规律，预测其未来发展状态，最终获得系统、准确、及时、大流量的知识、信息和预防性对策。

例如，在运用分析与综合的方法进行情报研究时，一方面借助专业人员的专业基础进行思维分析，把研究对象的整体分解成各个能反映整体特征的部分，抽取出必然的、本质的部分，并对其分别进行深入细致的考察；另一方面运用综合方法，根据研究目的，将分解出来的无序零散的各部分认识进行重新组合，研究并揭示蕴涵于其中的隐含信息和关联关系，达到重现整体、推断未知或预测未来的目的。

情报分析既与研究对象有关，也与研究目的或任务相关。研究对象和研究目的的广泛性和多样性，决定着情报分析工作的复杂性。

2. 中医药情报分析的目的和作用

（1）发现知识孤岛，挖掘新知识：如空白点分析法，通过了解研究目标的现有知识存量，将现有知识存量与达到目标所需要的知识总量进行比较，从而找出带有研究性质的未知的特定参数，发现知识孤岛。非相关文献的知识发现方法较好地把立足于文献外部特征的文献方法和立足于文献内容实质的知识方法有机地结合起来，为跨学科研究中的知识发现提供了有力的工具。

（2）加强隐性知识的转化与交流：如德尔菲法，通过函件进行专家意见的征询和反馈；头脑风暴法，通过面对面的交流进行情报传递。

（3）实现数字挖掘和知识发现：如内容分析法，可以发现中医药学不同学科科研变化的动态和趋势。

（4）揭示知识谱系：如知识基因法，通过对知识演变过程中具有遗传性质的概念、特征、人物、主题等因素的总结与分析，较好地追踪概念的发展图式，探寻其演变历程，揭示知识谱系中各遗传因素之间的逻辑关系。

3. 中医药情报分析的技术和方法

下面我们主要介绍一些目前国内外在医学情报分析工作中常用的技术和方法。

（1）网络监测技术：通过传统人工方式搜集网络信息，工作效率较低而且具有很大的随意性。利用联机服务系统跟踪和监测特定的目标网站，通过对网站信息的挖掘可获得有用的情报。

由于网络信息大部分以超文本的形式存储，通过超链接提供服务。因此，除了跟踪监测网页内容的变化外，还可以使用 Robot 程序，沿着网页中的链接自动漫游和下载，从而完成自动获取网络信息。获得相关信息以后，可以运用 WEB 文本分类技术对采集结果进行处理。即对采集到的非文本信息，对照"停用词表"去除虚词、介词等无具体含义的词后，对 WEB 文档进行词法分析和词条分割，如果是英文文档还需要进行词干抽取。通常采用向量空间模型（vector space model，VSM）对 WEB 文档进行特征提取。特征项由字、词或短语构成，通过相似度计算找到所有特征项，由它们组成特征项集。在此基础之上，通过文本分类的算法，如 K 最近邻分类算法和贝叶斯分类算法，将上面的处理结果归到一个或多个主题类别，加工整理后归档，将符合研究目的的内容用于撰写分析报告，其余内容可以保存作为长期跟踪材料。

网络监测的优点是对海量网络信息进行实时监测和挖掘，使得现代信息资源当中最丰富、最重要的网络信息能够更加便利和高效地得到利用。

（2）信息抽取技术：情报分析需要智能化信息处理技术，来解决信息过载的问题。信息抽取作为智能化信息处理的前沿技术，是运用概念描述、关联分析、分类和聚类等功能，实现信息的智能化分析。具体来说，在对采集到的各种信息进行预处理后，通过对文本信息进行语义分析，可以获得预定主题的相关信息，然后从中抽取出相关的特征项，并将处理后的结构化文本信息存入数据库中，再进行下一步的各种分析，最终得到分析结果。这种抽取既可以用于期刊、会议记录等纸质版的信息抽取，也可以用于网络、数据库等。目前用于网页抽取的有网页结构分析、基于隐式马尔科夫模型和基于模式匹配等。

（3）语义网络技术：目前采用计算机技术实现数量化方法进行情报的分析和预测已经比较普及。最常见的是语义网络技术，这是基于网络结构的一种知识的图解表示，以网络形式实现知识语义结构，使之能够通过多种机制来表达概念、规则及其之间的关联知识。语义网络作为一个带有标识的有向图，其节点表示各种事物、概念、属性和知识实体；链表示所连接节点之间的各种语义关联。国内有学者设计出定量化情报分析的数学模型——三因素（三方）二分（两种情况）网络，并且推广到 m 因素、n 分网络及 k 值模型。编制软件实现了三因素和四因素二分模型进行信息分析，通过应用"某空军夜行团训练方式"的实例验证了语义网络模型进行情报分析的可行性。实例说明，依靠计算机软件来辅助定量化情报分析，比传统方法的效率和可靠性要高出很多。

（4）数据挖掘技术：是基于数据仓库发展起来的一种知识发现技术，它是从大量的、不完全的、模糊的、随机的数据中，提取隐含的、有价值信息和知识的过程。数据挖掘技术能够分析特定的情报，将各种单一的情报进行综合，然后采取统计分析、技术群组、文本挖掘、组合理论、专利地图等技术，对其进行分析，然后以统计图谱、关联图谱和报告等形式展现出来。现在较常用的自然语言处理、语义关联分析、词频分布统计和语料学研究等数据挖掘方法，可以用于满足多种情报分析的需要。

国外有研究已开发出技术情报的问答系统，其中包含应用于期刊数据库的文本挖掘工具。这个系统可以按照问卷表达的信息需求做出趋势分析。另外，还可通过多种不同的聚类技术识别，提取出需要的决策支撑信息。另外，专利情报分析也用到了数据挖掘技术。

（5）信息可视化技术：是通过各种图像形式展现对信息进行提取和分析的结果，即原始数据之间的关系和发展趋势。它的显示对象一般是多维的标量数据，其本质是将抽象的数据转化成形象化的可视结构。现有的数据管理工具中，越来越多的软件都集成了可视化功能，如常用的 Excel 就可以将表格当中的数据制图显示出来。还有一些软件可以进行二次开发的可视化环境，如 AvS Epress 和 OpenDX，以及一些可以用来开发可视化工具的组件，如 VTK 和 OpenViz 等。

国外有研究将信息可视化技术和信息检索技术融合应用到万维网上的知识发现。在这个研究当中，网站的结构以三维的双曲线树来表示，每一个网页的节点高度由计算过的用户兴趣的相关度决定。这些功能是嵌套在浏览器中实现的，可以帮助用户在大型网站当中抓取出最相关的网页信息。

（三）中医药情报的评价

情报分析是依靠研究者或群体的思维能力对感性材料进行一系列的抽象与概括、分析与综合，是去粗取精、去伪存真、由此及彼、由表及里的改造创作过程。分析结果带有很大的主观性。对情报分析工作的要求一是准确性；二是分析成果的价值大小。因此，评价与自我评价工作就显得尤为重要。

中医药情报评价是对已获情报的可靠性、质量等进行鉴别及根据任务目的对该情报的应用价值进行分析的研究过程。情报评价的目的在于判断情报的质量、分析情报的应用范围、估价应用后可能产生的效益，从而决定进一步以何种方式和手段对其进行处理。

1. 对采集原始情报的评价

采集的原始情报如果可靠，那么加工后情报产品的可靠性就会大大增加。评价原始情报，主要从可靠性、及时性和价值三方面入手。

（1）情报的可靠性：鉴别原始情报可靠性的主要标准应为其内容的真实程度，主要是通过对情报来源和载体的某些外部特征的分析来实现。例如，作者的声誉、出版社的级别、文献的种类和等级、情报发布者或传播者的权威性、实物情报的完整程度、口头情报的转引次数等。

（2）情报的及时性：情报具有很强的动态性。网络的普及和人类素质的提高，使得信息的演变和传递几乎与产生各种信息的事件本体的发生发展同步。因此，情报内容的新旧与其价值的大小呈正比。

（3）情报的价值：可分为情报本身的价值和使用价值。情报作为人类的认识成果，它的产生过程凝结着人类社会的必要劳动，因此，情报一旦产生便具有了价值。但情报的使用价值只在其使用过程中才能体现出来，而且随用户的不同会发生变化。因此，情报人员需要评价的是原始情报的使用价值，即对于特定的需求，具备某些可能的效用。对情报使用价值的评价方法有：对比分析法、外推法、专家调查评价法、价值分析法等。情报人员可根据研究目的和自身的专业基础衡量情报的价值，并决定取舍。

2. 对情报分析成果的评价

对情报分析成果的评价可以从情报人员的专业素质、情报整理的严谨性及其他方面来考虑。

（1）情报人员的专业素质：除应具备扎实的中医药学理论基础、应用经验、熟练的计算机应用能力、很强的责任感外，还应培养善于分析和思考的习惯，特别是必须具备情报意识，对信息具有敏锐的嗅觉和洞察力，并有长期的实践经验积累。

（2）在情报整理阶段，应事先严格制定分析策略，准确分析单元定义。情报分析和情报研究的精确度和可信度与分析的方法密切相关。因此，要注意定量分析和定性分析方法的比重。

情报作用的大小除取决于它所涉及的有关问题外，还取决于它本身所具有的质量和时间性。在评价某一问题的情报时，只有把全部有关的信息都进行整理，情报成品的质量才不致受影响。

第三节　中医药情报服务

近年来，中医药研究和文献迅速增长，如何获取需要的信息、情报和知识，是中医药实践人员面临的一大问题。中医药情报服务能帮助他们解决问题，还能传递知识，促进科技水平的发展和提高，是中医药实践多个环节中均不能缺少的重要组成部分。

（一）情报服务

1. 中医药情报服务的基本概念

情报服务是指情报机构利用其服务系统或设备为用户提供情报或者满足用户需求的过程。情报服务是情报工作的中心环节，情报部门的其他工作都是围绕情报服务进行的，它是联系用户与情报的桥梁，是组建情报系统的依据。情报服务的效果是衡量情报工作整体质量的重要标志。情报服务的根本目的是帮助用户克服搜集、选择过程中的困难，及时获取情报信息。

中医药情报服务是一种专业性医学活动，它以提高中医药医疗卫生水平为目的，通过收集、整理和传播，及时将新的、先进的、适合本国国情的中医药学及相关学科的最新情报和资料有对比、有分析、有建议地提供给医药卫生（及相关学科）人员，以服务的方式，充分发挥情报系统的职能，进行情报传播，开发人类的智力资源，促进中医药工作的发展。

2. 情报服务的类型和模式

情报服务一般有阅览流通、翻译、复制等一次文献服务，情报检索服务，进行中科研项目服务，咨询服务，研究预测服务等多种形式。以情报服务方式方法本身的性质特点为依据，情报服务可分为主动服务与被动服务。主动服务是指情报部门选择、搜集某些领域的情报，经过加工之后，向广大用户提供；被动服务则是用户主动提出问题，情报机构根据用户的具体要求提供情报。具体情报服务模式包括以下几种：

（1）定向情报服务：是指情报机构围绕某个学科或者专业，主动进行的定期情报刊物的编辑出版工作。如中国中医科学院中医药信息研究所编辑的《中医药国际参考》，以及各种索引、题录、快报、译丛和参考消息等。其特点是工作量大、连续性强，而且一般都不是在用户提出要求之后才开始的。因此，为确保服务质量，需要经常作调查，广泛征求用户的意见。

（2）定题情报服务：是根据情报用户的专题要求，围绕该专题开展的情报服务。它是情报服务的最主要方式之一，其优点是围绕某一课题开展，可以有较长的服务时间，所以针对性强，能就某个课题开展深入、全面的情报研究，且服务的形式多种多样，可深可浅，如专题文摘、专题述评、专题研究报告等。

（3）进行中课题的情报服务：是指在解决某个问题的过程中，沿着解决问题的阶段和主线，随时提供情报搜集、传递、分析研究的服务，同时对研究进展情况作随时的跟踪报道，其目的是使情报服务更具针对性，更切合现实的需要。

（4）情报咨询服务：是根据情报用户提出的问题，向他们提供解决问题的线索和具体解决问题的途径。咨询服务的优点是实时、简便，不需要大量人力、物力、财力的投入，服务方式灵活，如口头答复、电话答复、信函答复、传真答复、电子邮件答复等。

情报服务还包括其他一些模式，如文献的检索、复制和代译，委托调查服务，查新查重，阅览辅导和借阅服务等。此外，随着知识经济时代的来临，以及新学科的发展，各情报机构和图书馆根据自身条件和用户需求，还在尝试提供新的情报服务，如知识服务和循证医学（evidence-based medicine，EBM）情报服务等。

（二）知识服务

一方面，随着网络信息技术的充分发展，信息量迅速膨胀和激增，其速度已远远超过知识增长的速度；另一方面，信息过剩必将导致人们接受有用信息（知识）的能力反而下降。因此，专业信息服务部门的信息整理、知识组织功能显示出巨大的作用，知识服务应运而生。

1. 知识服务的概念和目标

知识服务是一个满足客户不同类型知识需求的服务过程，其过程是知识服务提供者凭借其具有的高度专业化的知识，在充分挖掘客户需求的基础上，结合组织内外搜集、整理的信息与知识，进行知识创新，并借助适当的方法和手段，在与客户交互的过程中，帮助客户获取知识、提高客户解决问题的能力、帮助客户理性决策，或者直接帮助客户解决问题。其直接目标和主要实现方式是知识创新。知识服务需要直接参与科学研究全过程，根据用户问题和问题环境进行系统分析，通过信息的析取和管理来形成易于理解和使用的、符合用户需要的知识产品，能利用先进技术实现信息服务各个流程尤其是内容加工和开发的智能化，逻辑性地创造出新的知识来满足社会经济发展的需要，发展知识经济，提高知识创新水平。

2. 知识服务和情报服务的关系

知识服务和情报服务都是基于信息服务发展起来的，都是以消耗大量信息资源、提高信息使用价值为基础的研究，都具有针对性、综合性、适用性和预测性的特征，并且遵循大体相似的工作程序和工作方法，采用相同的具体的应用技术，如系统方法、文献计量学方法等。

但情报服务不等于知识服务。情报服务是为了满足特定的信息需求而采取的应对措施。知识服务最终要形成一种"自足"的创新机制，依靠内部的不断创新去适应环境，而使主体得到发展。知识服务的价值在于为用户提供服务的知识含量，而不是简单的服务时间或提供知识信息的数量。知识服务应具有知识性、智能性、发展性、主题性、应用性等基本特征。

知识服务是情报服务的深化。知识服务就是利用情报建立有效的知识管理及其服务系统，情报服务已成为知识服务的重要工具。知识服务需要以情报服务为基础，并对情报服务提出了更高的要求。两者相互促进，共同发展。对现有情报服务运作方式进行调整，是促进知识服务开展最便捷、有效的方法；知识服务成果又可作为一种资源，反过来促进情报服务成果得以合理有效配置。

3. 知识服务的实现模式

知识服务要求服务人员紧密联系用户，详细分析用户问题及问题环境的需要，联合各种渠道，对信息进行析取、重组和升华，形成符合需要的知识性信息产品。知识服务贯穿解决问题的全过程，包括对知识产品的质量进行评价。因此，知识服务必须走出文献的范畴，充实和调整研究方法，使之逐渐多样化、兼容化和复杂化。

目前，从情报服务到知识服务，实现模式可以包括以下几种：

(1)"层次化"的参考咨询服务模式：即将传统的咨询方式进行深化和延伸，根据用户咨询问题的特点，由低层到高层，由点到面设立多个咨询台和咨询站，同时进行人力、资源的合理配置，在不同咨询站，配备具有相应专业知识和经过技能培训的咨询员，以保证各站对专业知识和专业资源的把握，从而有效组织和利用情报机构内外的信息资源和技术系统，提高咨询服务效率。

(2)专业化垂直服务模式

1)个性化知识服务模式：强调针对具体用户的需要提供连续的服务。这种服务要求与用户的联系更明确、更紧密，深入用户和用户决策的全过程。要把用户需求调研与情报机构提供的信息服务结合起来；通过对信息的析取、重组、集成和创新来形成符合需要的知识产品，并对知识产品的质量进行评价；建立针对具体用户问题及问题解决过程的服务责任制等。

2)团队化知识服务模式：由于知识服务对知识和能力的要求较高，知识服务往往需要多方面的人员形成团队来开展。因此，我们必须改变传统的情报部门"内部消化'的模式，吸收外部的有专业知识和经验的专家、学者甚至用户等人员到服务组织中来，构成团队消化的模式。这样更有利于用户的交流、问题的分析、知识的利用和解决方案的创新，从而有效提高服务质量和效率。

3)产业化知识服务模式：由"知识服务平台"+"知识库"构成。知识服务平台自身具有知识服务功能，同时可对知识仓库的运行进行管理与服务。知识仓库可以是分布异构的多媒体专业数据库和知识库构成的"库集合"。知识仓库中的所有专业知识库基于同一标准创建。某一专业知识库的用户，经授权同时可以访问其他专业知识库。知识挖掘过程均可在知识仓库中进行。

(3)虚拟参考咨询服务：即基于网络的参考咨询服务。该服务在充分利用网络环境和分布的参考咨询资源的基础上，进一步完善技术机制，同时努力建立工作流控制、质量保障与面对面咨询的协调机制，以积极推动协作参考咨询。

(三) 循证医学情报服务

1. 循证医学情报服务的定义

情报人员就特定的临床问题，全面收集相关的文献资料，进行科学的整理、评价和分析，并提供最佳证据，这一过程可称为循证医学 (evidence-based medicine, EBM) 情报服务。最佳证据的需求者包括临床医生、患者及其家属、政府机构等。他们在循证医学实践和决策过程中，或者在面对疾病时，需要最佳证据，却由于工作繁忙或者缺乏相关技能，难以及时获得准确的信息，需要求助于专业的情报人员。情报人员利用专业和自身的优势，就某一特定的临床问题，可以更迅速、更全面地获取相关信息，以促使最佳证据更早被应用于临床。

2. EBM 情报服务的主要模式及应用情况

国内外主要的 EBM 情报服务模式有 "EBM 证据中心"、"临床医学图书馆员" 和 "临床情报专家"等。

其中，"EBM 证据中心"可以接受临床医生各种形式的咨询，服务范围很广。英国 1997 年实施的 ATTRACT 方案就可以向所有格温特郡的临床医师提供快速的证据服务。目前，以 "EBM 证据中心"的服务为基础，已经形成了一些知名的情报服务系统或者数据库等，临床医生可以通过检索 UpToDate、GIDEON 等现代模式的数据库，或者查阅 BMJ 的 Clinical Evidence，获得可以直接应用于临床的西医学证据。

"临床医学图书馆员"是指情报人员深入临床各项活动，了解临床中的各种疑难问题，并以高质量的情报帮助临床医生妥善解决问题；而"临床情报专家"则是以文献检索技能培训部分临床医生，使之能为同事解决 EBM 实践中遇到的检索技能差等问题。

3. 在中医领域提供 EBM 情报服务的必要性

目前，中医药领域的 EBM 情报服务和西医及国际 EBM 发展之间还存在差距。中医药相关 EBM 信息资源依然分散在 PubMed 等传统数据库，无论是 Cochrane Library、PubMed、EmBase、CBM 等医学数据库，还是中医药在线的中国中医药期刊文献数据库，关于 EBM 的证据都是不集中的。中医药临床医生需要进行传统的检索，来获得相关文献、评价文献的质量、分析整合得出可供临床参考的结论，费时费力。且由于检索技能不足，还可能存在检索不够全面、及时等弊端，影响最后获取信息的质量。

中医药情报研究人员需要参与到高质量的医学文献的加工工作中，利用自身优势，帮助临床医生、政府、患者及其家属寻找证据，包括查询 Cochrane library 等数据库，收集高质量的 EBM 相关文献资源，并进行翻译、整理、综合和评价，以促进其传播和应用。

4. 在中医药领域进行 EBM 情报服务的内容

国外情报主要的服务模式"EBM 证据中心"、"临床医学图书馆员"和"临床情报专家"等，各有其优缺点，又互为补充。中医药领域的 EBM 情报服务可以考虑采用综合"EBM 证据中心"和"临床医学图书馆员"的"中心式 EBM 情报咨询服务"模式作为主体，辅以分散的检索培训作为补充，不断积累相关的情报和信息资源，不断提高服务质量和效率。

第四节 情报研究方法及其在中医药领域的应用

科学的研究方法是学科发展成熟并独立于其他学科的标志之一。从产生至今，情报学仍然是一门年轻的学科，其研究方法在情报学的发展过程中不断积累、充实和完善。随着情报学不断和其他相关学科的交叉渗透融合，情报研究方法也在不断的开拓和创新中。

情报学是一门发展中的综合性交叉学科，它与自然科学、社会科学、管理科学、信息科学、科学学等诸多学科相互联系和交叉，情报研究通过吸收、移植其他学科的研究方法，在实践过程中，不断积累、发展和完善，逐步形成自己的方法体系结构，并且，随着科技水平的发展，社会情报需求的变化，以及情报学和其相关学科的不断进展，情报研究方法也在不断的开拓和创新中。

情报研究方法依据不同的角度和标准，可有不同的分类。如哲学方法、一般研究方法与特殊研究方法、定性研究方法与定量研究方法、情报搜集方法与情报分析方法、战略性研究方法与战术性研究方法。

在具体的情报研究实践中，可采用的方法往往并非是唯一的，而是应根据具体的研究内容、性质、阶段、目的、条件等情况进行选定合适的方案组合。

中医药情报学研究起步较晚，发展至今，多种情报研究方法在中医药领域均得到了不同程度的应用，但与情报学科的现代发展仍存在一定差距。下面介绍几种目前在中医药情报研究过程中常用的方法：

（一）逻辑思维方法

1. 比较与分析

比较（comparison）是对照各个事物，以确定其间差异点和共同点的逻辑方法。比较是人类认识客观事物的基本方法。比较的基本原则是可比性原则。在情报研究中，比较法可用于揭示事物的水平和差距、认识事物的过程和规律、判别事物的优劣和真伪。

分析（analysis）是根据研究目的把整体分解为部分、把复杂事物分解为各个要素及其关系，并对这些部分或要素进行研究和认识的思维方法。分析的步骤为：明确分析的目的；分解事物的各个部分；考察各个部分的特殊性和本质；研究各个部分的相互关系及在事物发展过程中的地位作用。

2. 归纳与综合

归纳（induction）是从个别中发现一般的思维方法，即从个别事实中概括出一般原理。归纳法可分为完全归纳法和不完全归纳法。

综合（synthesis）是一种把事物的各个部分、要素联结和统一起来进行考察的思维方法。它是在分析的基础上，进行科学的概括，把研究对象有关的片面、分散的各个部分、各种要素的认识统一为对事物整体的认识，从而达到从整体上把握事物的本质和规律。综合的步骤为：把握事物被分析出来的各个方面；确定各个方面的有机联系和结构形式；从事物整体的角度把握事物的本质和规律。

（二）专家调查法

1. 德尔菲法

德尔菲法（Delphi method），又称专家意见法、规定程序专家调查法。是由调查组织拟定调查表，按照规定程序，通过函件分别向专家组成员征询调查，专家组成员之间通过组织者的反馈材料匿名的交流意见，经过几轮征询和反馈，专家们的意见逐渐集中，最后获得有统计意义的专家集体判断结果。

德尔菲法的特点为：匿名性、反馈性和统计性。其具体实施步骤为：①组成专家小组，按照课题所需要的知识范围，确定专家；②通过问卷调查（或者电子邮件）从各个参与预测的专家处获得预测信息；③汇总调查结果，附加适当的新问题后重新发给所有专家；④再次汇总，提炼预测结果和条件，再次形成新问题；⑤如有必要，重复步骤④，将最终结果发给所有专家。一般来说，收集和反馈信息经过四轮，通常专家意见会趋向统一，得到满意的结果。

德尔菲法多用于评估和预测、科技规划和科技政策研究、高技术和新兴产业的发展研究等。

2. 头脑风暴法

头脑风暴法（brainstorming）又称智力激励法，是采用会议的方式，引导与会者围绕某中心议题广开言路、激发灵感，毫无顾忌、畅所欲言地发表独立见解的一种集体创造思维的方法。brainstorming 最早是精神病理学用语，指精神病患者头脑中短时间出现的思维紊乱现象。奥斯本借用这个概念来比喻思维高度活跃，打破常规的思维方式而产生大量创造性设想的状况。

头脑风暴法分为直接头脑风暴法（通常简称为头脑风暴法）和质疑头脑风暴法（也称反头脑风暴法）。前者是在专家群体决策的基础上，尽可能激发创造性，产生尽可能多的设想的方法；后者则是对前者提出的设想、方案逐一质疑，分析其现实可行性的方法。

头脑风暴法的执行步骤为：会议主持者在开始进行头脑风暴法之前，向小组成员说明会议采取的形式及应遵循的原则，说明该次思维冲击的题目与目的，选定另一位小组成员作记录，参会人员自由发言，积极提出自己的意见，意见发表完毕，将所有观点重述一遍，使每一位成员都知道全部意见，去掉重复的、无关的观点，对各种见解进行评价、论证、归纳。

（三）文献计量学方法

1. 文献计量学

文献计量学（bibliometrics）是用数学和统计学的方法，定量地分析一切知识载体的交叉科学，是注重量化的综合性知识体系。目前已成为情报学和文献学的一个重要学科分支，同时也展现出重要的方法论价值，成为情报学的一个重要研究方法。

文献计量学以文献计量三大定律为核心，分别为布拉德福定律、齐普夫定律、洛特卡定律。布拉德福定律是关于专业文献在其刊载期刊中数量的分布规律；齐普夫定律是词频-等级分布定律；洛特卡定律是揭示论文作者与其发表论文篇数之间关系的数量分布定律。

2. 引文分析法

引文分析（citation analysis）是利用各种数学及统计学的方法，以及比较、归纳、抽象、概括等逻辑方法，对科学期刊、论文、著者等各种分析对象的引证或被引证现象进行分析，以便揭示其数量特征和内在规律的一种文献计量分析方法。

引文分析法的基本类型有三种：①从引文数量上进行研究；②从引文间的网状关系或连接关系进行研究；③从引文反映出的主题相关性方面进行研究。以其他特征为依据，又可有引文年代、语种、国别分析等。

（四）内容分析法

内容分析法（content analysis）是指针对具有明显特征的传播内容进行客观、系统和定量描述的一种半定量的分析方法。它透过量化的技巧及质的分析，以客观及系统的态度，对文件内容进行研究与分析，藉以推论产生该文件内容的环境背景及其意义。通过内容分析，可弄清或测验文献中本质性的事实和趋势，揭示文献所含有的隐性情报内容，对事物发展作情报预测等，故内容分析法常用作趋势分析、现状分析、比较分析和意向分析等。

内容分析法可以分为：①解读式内容分析法，通过精读、理解并阐释文本内容来传达作者的意图；②实验室式内容分析法，指定量和定性内容分析相结合；③计算机辅助内容分析法，运用计算机来辅助数据搜集、整理和分析。

实施内容分析法，包括以下几个阶段和步骤：①确定研究问题，提出假设；②抽取信息样本；③选择分析单元；④建立分析类目，是内容分析法的核心问题，所有类目都应具有互斥性、完备性和信度；⑤定量处理与计算；⑥分析汇总，即结果的解释与检验。

（五）统计学方法

1. 聚类分析

聚类分析（cluster analysis）是将随机现象归类的统计方法，将事物据其某种特征的相似程度归至多个类或簇，在同一个簇中的对象之间具有较高的相似度，而不同簇中的对象则差别显著。聚类分析的基本思想是在样品之间定义距离，在变量之间定义相似系数。

聚类分析根据聚类对象的不同可分为 Q 型聚类（对样品聚类）和 R 型聚类（对指标聚类）；又可分为系统聚类、动态聚类和其他方法（模糊聚类等）。系统聚类是将相似的样品或变量归类的最常用方法，但是，当待分类的对象很多时，如海量数据挖掘，若采用该法，则计算速度很慢，并且，样品一旦归类后就不再变动，针对这些缺陷，出现了动态聚类。动态聚类主要采用迭代法的思想，首先确定几个有代表性的样品，称为凝聚点，作为各类的核心，然后将其他样品逐一归类，归类的同时按某种规则修改各类核心直至分类合理。动态聚类法中目前最常用的是 k-means 算法。

通过聚类，能够发现全局的分布模式，以及数据属性之间的有价值的相互关系。

2. 回归分析

回归分析（regression analysis）是研究事物间量变规律的科学方法，它是在掌握大量观察数据的基础上，利用数理统计方法建立因变量与自变量之间的回归关系函数表达式（称回归方程式），并对公式的有效性进行分析，使之有效地用于预测和控制。回归分析根据自变量的个数可分为一元回归和多元回归，而一元回归、多元回归又均可分为线性回归和非线性回归。

（六）SWOT 分析

SWOT 分析法，又称态势分析法，是竞争情报常用的方法之一，也是一种结构化的方法。SWOT 是 strength、weakness、opportunity 和 threat 的首写字母缩写，意指优势、劣势、机会和威胁。

SWOT 分析实际上是在全面把握与研究对象密切相关的内部优劣势因素，在外部机会、风险因素的基础上，制定符合企业未来发展的战略，发挥优势，克服不足，利用机会，化解威胁。其中，优劣势分析主要着眼于企业自身实力及其与竞争对手的比较，而机会和威胁分析将注意力放在外部环境的变化和对企业可能的影响上。

SWOT 分析法的步骤为：①确定企业的关键内部优势、劣势，外部机会、威胁；②优势、劣势与机会、威胁相互组合，形成 SO、ST、WO、WT 战略；③对 SO、ST、WO、WT 策略进行甄别和选择，确定企业应该采取的具体战略与策略。

目前，SWOT 分析法作为咨询服务的重要分析工具已广泛用于战略研究与宏观决策。

（七）其他情报研究方法

1. 数据挖掘

数据挖掘（data mining），又称数据库中的知识发现（knowledge discovery in database，KDD），是随着数据库和人工智能发展起来的一门新兴技术，是从大量数据中发现有效的、新颖的、潜在有用的并且最终可理解的知识的过程。其主要功能有：关联分析、分类、聚类、异常分析、趋势分析、特征规则分析。主要方法技术有：

（1）关联规则（association rules）用于从大量数据中发现满足一定条件的项集之间隐藏的

关联。其中，关联有简单关联、时序关联、因果关联。关联规则的挖掘一般分成两个子问题：
①找出所有支持度≥最小支持度阈值的频繁项集；②由频繁模式生成满足可信度阈值的关联
规则。

关联规则常见的算法包括 Apriori 算法、FP-Growth 算法等。其中，Apriori 是一种找频繁项
集的基本算法，是关联规则的经典算法，现在大部分算法都基于该算法的框架。研究发现，在
中医药领域的应用中多采用经典 Apriori 或者其改良算法。

（2）决策树（decision tree）分析：就是利用树形结构来建立决策规则，进而进行决策的
方法。决策树根据每个节点的分支数，可分为二叉树和多叉树，常用的算法有 ID3 算法、
C4.5、CART 和 CHAID。

决策树的建立方法有以下步骤：①以数据库中具有最大信息量的属性为根节点；②根据属
性取值建立分支；③对决策树进行剪枝处理。

（3）粗糙集（rough sets）：也称粗集，是一种新的处理模糊和不确定性知识的数学工具，
能有效地分析各种不完备的信息，还可以对数据进行分析和推理，从中发现隐含的知识，揭示
潜在的规律。其主要思想就是在保持分类能力不变的前提下，通过知识约简，删除其中不相关
或不重要的知识，从而导出对问题的决策和分类规则。

（4）神经网络（neural network）：是一种模仿生物神经网络的结构和功能，实现对各种信
息有效处理的数据分析模式。其最常见结构为一个输入层、一个输出层及一个或几个隐含层，
神经元为基本组成单位，输入层接受外界信号；隐含层位于网络的输入层和输出层之间，可包
括多层，对输入的信息进行处理并将其处理后的信息传给输出层（或下一个隐含层）；输出层
则输出经隐含层处理后的结果。

神经网络的类型多种多样，它们是从不同角度对生物神经系统不同层次的抽象和模拟。从
功能特性和学习特性来分，典型的神经网络模型主要包括感知器、线性神经网络、BP 网络、
径向基函数网络、自组织映射网络和反馈神经网络等。各种具体的网络由于其自身特征又有不
同的工作方法，如医学中应用比较广泛的 BP 神经网络（back propagation），是指基于误差反向
传播算法的多层前向神经网络，其特点是在训练过程中将输入值同实际值的差异（误差）不
断地反传给网络，调整各层之间的权重大小，以求使理论值与实际值的误差最小。

2. 知识地图

知识地图（knowledge map）起源于地理上的地图，其概念最早由 Brooks 提出。知识地图
实质上是利用现代化信息技术制作的企业知识资源的总目录及各知识款目之间关系的综合体。
一份完整的知识地图包括的内容十分丰富，它不仅要提供知识资源的存量、结构、功能、存在
方位及查询路径等，还必须清楚揭示组织内部或外部相关知识资源的类型、特征及知识之间的
相互关系等。一般说来，知识地图由以下四要素构成：①知识节点；②知识关联；③知识链
接；④知识描述。

知识地图的分类方式很多，现有文献通常按照知识地图的呈现方式和功能进行分类，具体
有：①面向程序的知识地图；②面向概念的知识地图；③面向能力的知识地图；④面向社会关
系的知识地图。

知识地图的功能主要是实现知识共享和重用，它使得计算机对信息和对语言的理解上升到
语义层次，所以，知识地图在一些涉及信息的互操作、知识理解等方面的领域具有很大的应用
前景。

情报学是一个高敏感度的学科，更容易借鉴和移植其他学科的研究方法。这应该是情报学

的一个优势。不论这些方法来源如何，只要在实际情报研究中能够达到所需要的目的，都可以而且应该积极加以运用。

目前，情报学方法在中医药领域已经有了较大的发展，取得了不少有价值的科学成果。但还存在着研究方法种类较单一、研究深度不够及新方法空白较多等问题，需要广大中医药情报工作者共同努力。

第五节　中医药发展战略情报研究

战略是策划与指导总体性与长远性目标的方略，泛指对全局性、高层次重大问题的策划与指导，也泛指重大的，具有全面性、长期性、关键或决定性的谋划，如确定影响经济、社会、科技、文化等全面性的方针、任务等。

中医药发展战略情报研究是有关中医药发展全局、工作重心与策略的情报研究领域，亦指为制定中医药政策、规划提供依据而进行的信息收集、处理和知识生成活动，即中医药战略情报研究，是中医药管理机构进行战略决策、制定战略计划和战略目标、筹划和指导中医药全面发展的重要依据，是中国中医药创新体系转型过程的核心之一。

中医药战略情报研究主要针对中医药在国内外科研、教育、医疗、市场等方面的发展现状，国际社会对中医药的态度和需求情况，结合社会政治、经济、教育和管理，从总体出发，在宏观与微观、理论与应用方面进行深入系统的研究，调研相关情报分析和预测中医药面临的各种机遇和挑战，并提出相应对策。中医药战略情报研究主要是为各级政府卫生部门进行中医药发展战略研究及专题调研等信息分析活动充分发挥综合情报的社会功能。如人口与医药卫生发展战略与技术经济政策研究、国家中长期科技发展战略研究、中医现代化发展战略研究、中药现代化产业推进战略研究、中药现代化发展战略研究、促进中医药出口创汇的战略与政策研究等。

中医药发展战略情报具有以下主要特点：①全局性，指涉及中医药医疗保健事业各个方面，对一定区域、一定领域、较长时间中医药发展起重要作用；②综合性，指解决的问题、涉及的领域，以及分析过程与采用方法均具有一定的综合性；③方向性，指针对中医药特定重要发展目标、发展途经、政策指导等具有重要意义；④预测性，指具有长期性和长远性的前瞻预测功能；⑤继承性，指不仅包括当前中医药发展各项事务与信息，而且注重历史传统知识及其继承与发掘。中医药发展战略情报按行政属性分类，可涉及国际层、国家层、机构层等；依其领域分类，可包括中医药临床发展战略情报、中医药基础研究发展战略情报、中医药教育发展战略情报、中药资源与产业发展战略情报、中医药对外合作与交流发展战略情报等。

中医药发展战略情报的研究内容广泛，主要针对中医药发展的全局问题，包括科学政策，规划计划，发展方向，重点领域，预见预测，机制体制，中医药发展的社会影响、国际环境及相关对策等。一般多由中医药专职情报机构、政策研究部门、专门研究人员承担，服务对象多为高层管理机构。其主要任务是通过提供基础数据监测、动态发展报道、国内外态势分析、发展趋势预测与展望等多层次的战略情报服务，为制定中医药发展规划和科技政策，预测科技发展前景，确定重点突破领域、重要研究方案等提供科学依据和决策建议。中医药战略情报产品的形成过程一般包括：任务规划、信息调研、分析研讨、研究制订；使用的主要方法有德尔菲法、情景分析法、SWOT法、STEEP分析法等；产品形式有规划方案、研究报告、咨询建议等。

　　我国中医药发展战略情报研究起步于20世纪50年代，80年代以后进入活跃期，重点和目标主要集中在影响中医药行业发展的关键性技术、中医药学术的重大理论问题、重点中医药研究项目及对国内外情报跟踪研究等方面，计算机、数据库、信息网络等技术得到了广泛应用。它为中医药发展及国民卫生保健与健康各项重大战略的研究制定提供了科学的知识支持，其中主要包括：中医、中药现代化发展战略，中医药科技发展战略，国家中长期科技发展战略研究的人口与健康专题，人口与医药卫生发展战略与技术经济政策专题，中医药在西部大开发中的地位与作用，十省市中医医疗需求与服务调查，中医药国际合作发展战略，中医药创新发展战略，以及医药卫生科技体制改革政策等。

第六节　国际中医药及传统或补充替代医学情报研究

　　WHO《传统医学研究和评价方法指导总则》中关于传统医学的定义为："传统医学是在维护健康以及预防、诊断、改善或治疗身心疾病方面使用的种种以不同文化所特有的无论可解释与否的理论、信仰和经验为基础的知识、技能和实践的总和"。传统医学包含了中国传统医学，即中医药学和其他国家的传统医学。而补充替代医学指的是"并非该国自身传统一部分、并且尚未被纳入主流卫生保健系统的一套广泛的卫生保健做法"。在一些国家，"补充医学"或者"替代医学"与"传统医学"交叉使用。除了传统医学所包括的内容外，"补充医学"或者"替代医学"还包含更广泛的内容，如美国的补充替代医学体系中，除了传统医学，还包括身心医学（如催眠疗法、跳舞疗法、艺术疗法等）、生物学为基础的疗法（如维生素疗法等）、躯体运动疗法、能量疗法、生物电磁疗法（磁疗）等。

　　国际中医药、传统医学和补充替代医学情报包括但不限于世界各国中医药、传统医学和补充替代医学相关政策法规、科研、医疗、教育、产业、技术、市场、贸易等方面的发展现状或动态信息。人类疾病谱变化、各种公共卫生情报及主流医学的动态发展变化等构成了国际中医药、传统医学和补充替代医学存在的环境，也可作为国际中医药、传统医学和补充替代医学情报。

　　国际中医药、传统医学及补充替代医学情报的侧重点在于"国际"二字，其涉及的国家范围包括：欧美等发达国家，东亚地区传统医学盛行的国家如中国、印度、日本、韩国等，以及非洲、拉丁美洲等以需求为主的国家。在这个意义上，国际中医药、传统医学及补充替代医学情报也就是世界各国之间，能传递中医药、传统医学及补充替代医学效用的知识和信息。它既是科技情报，在各国中医药、传统医学和补充替代医学科技发展中起到了缩短科研时间、节省研发费用、降低创新风险和防止低水平科研重复等重要作用；也是经济情报，对各国在中医药、传统医学和补充替代医学领域的产业发展、贸易、竞争与合作等都有重要作用。

第七节　中医药竞争情报研究

　　步入21世纪的我国中医药行业正处于全球化的市场竞争潮涌之中，未来中医药的发展即要面临同样拥有完整传统医药体系的印度和在历史上曾深受中医药影响的日本、韩国等的竞争，也要迎接来自欧美等现代医学高度发达国家的挑战。在这种前所未有的严酷竞争环境条件下，能否及时获取、把握和分析国内外中医药、传统医药及相关领域的信息、情报将起到关键的作用。新的竞争环境迫使中医药产业在人才培养、科学研究、产业化运作等方面在更高、更新的平台上展开人才的竞争、科研的竞争和产业的竞争。传统的科技情报监测服务模式已远不能适应中医药产业新的发展需要，中医药情报服务迫切需要引入新的情报学理论与方法，以适应竞争环境下中医药发展的需要。

中医药竞争情报研究是指在中医药领域，关于竞争环境、竞争对手和竞争策略的系统化、及时性、可操作的信息和研究，是为了提高竞争力而进行的一切关于中医药的情报活动。它是在激烈的医药市场竞争中产生并发展起来的，是传统信息情报与医药企业发展战略、市场营销策略等相结合的产物。中医药竞争情报的核心是"intelligence"，是将智能或情报作为一种中医药战略资源的重要体现，既是一种过程，又是一种产品。过程包括对中医药竞争信息的收集和分析；产品包括由此形成的中医药情报或策略。

中医药竞争情报研究已逐渐成为中医药信息学研究的一项重要内容，其发展与广大中医药从业者日益增长的需求有关，中医药从业者要求掌握具有更强目的性、针对性和实用性的信息，并希望这些信息能为自己的专业领域带来收益，而中医药竞争情报服务正好适应了这种需求，可以说中医药竞争情报研究是中医药学向前发展的必然结果。

中医药竞争情报除了具有竞争情报的知识性、社会性、可传递性、累积性、对抗性、决策性、时效性、隐蔽性等特点外，因其服务于中医药领域，并兼与中医药发展规律相映衬。中医药竞争情报的采集方法包括人际情报网搜集法、数据挖掘搜集法、四分卫法等；其分析方法有SWOT分析、专利分析、定标比超、情景分析、PEST分析、财务报表分析、竞争五力模型分析法等；在情报评价方面，主要涉及对信息源的评价和对信息本身的评价，一般采取定性评价和定量评价相结合的评价策略。因竞争情报应用于中医药领域仍属实践阶段，故尚未有中医药竞争情报的专属研究方法。

越来越多的中医药企业和科研单位开始主动实施竞争情报战略，但是还有许多中小企业缺乏竞争情报意识，对情报工作重视不够，企业内没有专门的信息服务机构和情报人才，成为企业持续发展的巨大障碍。

中医药竞争情报的获取、传递、应用等一系列过程需要竞争情报系统（competitive intelligence system，CIS）的支持。竞争情报系统一般是指以人的智能为主导，信息网络为手段，增强组织竞争力为目标的人机结合的竞争战略决策和咨询系统。构建中医药竞争情报系统，可以满足中医药行业不同层级情报需求方对情报服务的需求，提升情报服务机构在情报信息获取、分析过滤、知识发现、科学预测及决策咨询服务方面的能力。

我国中医药行业正处于全球化的市场竞争潮涌中，竞争情报战略将有助于我国中医药行业准确、及时监测外部竞争环境，辨析自身优劣势，提升行业竞争优势，实现行业范围内的竞争情报资源共享，为中医药竞争发展战略的选择、制定提供依据和智能情报服务。

参 考 文 献

包昌火. 1990. 情报研究方法论. 北京：科学技术文献出版社.

包昌火，李艳，包琰. 2012. 论竞争情报学科的构建. 情报理论与实践，35（1）：1-9.

陈强，廖开际，奚建清. 2006. 知识地图研究现状与展望. 情报杂志，（5）：43-46.

傅俊英. 2008. 补充替代医学国际使用情况分析. 中西医结合学报，（03）：239-242.

高岚．2007．医学信息学．北京：科学出版社．

顾永根，朱玉．2000．一种语义网络情报分析模型的研究与应用．计算机应用与软件，（9）：51-55．

贺德方．2006．数字时代情报学理论与实践——从信息服务走向知识服务．北京：科学技术文献出版社．

胡艳敏，崔蒙，赵英凯，等．2009．国外传统医学情报监测流程与模式概述．国际中医中药杂志，
　　31（4）：360-361．

蒋永光．1999．中医药情报信息方法．北京：中国医药科技出版社．

雷晶晶，陈萱，牟燕．2013．医学情报研究机构开展竞争情报服务之探讨．江苏科技信息，（22）：23-24．

李励．2006．知识创新与图书情报机构的知识服务．图书馆研究与工作，（1）：9-11．

李霞，樊治平，冯博．2007．知识服务的概念、特征与模式．情报科学，25（10）：1584-1587．

李彦文，崔蒙，赵英凯．2010．我国竞争情报系统研究现状的文献计量分析．中国中医药信息杂志，
　　17（S1）：76-78．

刘建明．1993．宣传舆论学大辞典．北京：经济日报出版社．

刘伟萍，兰小筠．2005．EBM实践中临床情报服务的探讨．中华医学图书情报杂志，14（1）：17-20．

秦玉龙．2001．实用中医信息学．北京：中国医药科技出版社．

邱均平．2006．知识管理学．北京：科学技术文献出版社．

邱均平．2007．信息计量学．武汉：武汉大学出版社．

沙勇忠，牛春华．2005．当代情报学进展及学术前沿探寻——近十年国外情报学研究论文内容分析．情报
　　分析，12（6）：644-652．

世界卫生组织．2000．传统医学研究和评价方法指导总则．http：//www．who．int/topics/traditional_
　　medicine/definitions/zh/．

孙权成，曹霞，黄彦敏，等．2008．战略情报研究与技术预见．上海：上海科技文献出版社．

孙振球．2002．医学统计学．北京：人民卫生出版社．

谭宗颖．2006．学科战略情报研究方法与实践．图书情报工作，05：14-18．

王绍平，陈兆山，陈钟鸣，等．1990．图书情报词典．上海：汉语大词典出版社．

王万宗．1988．情报学概论．北京：北京大学出版社．

王知津．2005．竞争情报——情报学研究生教材．北京：科学技术文献出版社．

王忠军．2006．情报学进展2006-2007年度评论．北京：国防工业出版社．

伍慧春，周敏敏．2006．论知识服务与情报服务．科技情报开发与经济，16（7）：86-87．

武士华，汤家骥．1996．实用科技情报学简明教程．北京：军事医学科学出版社．

孙晓仁．2005．兰德公司——美国著名的智慧库．当代世界，（3）：55-56．

邢文英．1998．QC小组基础教材．北京：原子能出版社．

徐路．2007．知识服务与情报研究探析．情报杂志，26（3）：88-90，94．

严怡民．1983．情报学概论．武汉：武汉大学出版社．

严怡民．1992．情报学研究导论．北京：科学技术文献出版社．

余传隆．1993．医药科技情报新篇．北京：中国医药科技出版社．

张寒生．2006．当代图书情报学方法论研究．合肥：合肥工业大学出版社．

张世红，刘会霞，琚文胜．2005．网络生物医学信息资源及其利用．北京：北京图书馆出版社．

赵丹僖．2008．图书情报领域中内容分析法研究进展与趋势．图书馆学研究，（2）：6-8．

赵凡．2008．国外咨询情报机构战略情报分析方法比较研究．情报杂志，（3）：132-136．

中国社会科学院文献情报中心，重庆出版社．1988．社会科学新辞典．重庆：重庆出版社．

Aleksander Kolcz, Abdur Chowdhury, Joshua Alspecter. 2004. Improved robustness of signature- based near-
　　replia detection via lexicon randomiazation. Proceeding of the tenth ACM SIGKDD international conference on
　　knowledge discovery and data mining. New York, USA：ACM Press：605-610.

Brassey J, Elwyn G, Price C, et al. 2001. Just in time information for clinicians: a questionnaire evaluation of the ATTRACT project. BMJ, 322 (7285): 529-530.

Davidoff F, Florance V. 2000. The informationist: a new health profession? Ann Intern Med, 132 (12): 996-998.

Greenhalgh T, Hughes J, Humphrey C, et al. 2002. A comparative case study of two models of a clinical informaticist service. BMJ, 324 (7336): 524-529.

Hayato Ohwada, Fumio Mizoguchi. 2003. Integrating information visualization and retrieval for WWW information-discovery. Theoretical Computer Science, (2): 547-571.

第二章　中医药情报研究方法

第一节　中医药情报研究方法的概念与特点

情报研究方法是根据特定用户的需求，通过对相关情报信息的收集、整理、鉴别、评价、分析、综合等加工过程，形成新的增值的情报知识产品的一种科学研究方法，是在综合吸收其他多个学科和领域的有关方法的基础上，经过探索与实践逐步形成的方法体系。

中医情报学是情报科学的一个分支，诸多情报科学方法运用于中医药领域，形成了中医药情报研究方法体系。中医药情报研究方法是中医药情报信息分析研究过程中所采取的方法和技巧的总和，旨在揭示中医药科技情报所反映出的某些特征和规律，为中医药科技决策服务。

中医药情报研究方法主要有三个特点：

（1）针对性：指运用中医药情报研究方法的目的，是针对中医药的继承发掘和创新发展方面的科学决策。

（2）复杂性：指作为中医药情报研究方法对象的情报信息源远流长，载体分散，数量巨大，内容庞杂，结构复杂，时间跨度大。

（3）多元性：指各种方法和工具种类繁多，多源于其他许多不同学科。

第二节　中医药情报研究的一般流程

在中医药情报研究过程中，一般的主要程序有以下几方面：

（1）确定目标：根据情报用户的需求，明确情报研究的任务和所要达到的目的，以确定研究的对象、实现目标的方法和技术线路。这是情报研究的起点和引导。

（2）搜集整理：采用必要的手段和技术，从适用的情报源获取与研究目标相关的情报信息，并对其进行鉴别、筛选、梳理、归类等处理，使之条理化、标准化、系统化。

（3）分析提炼：运用适当的研究方法和工具，对经过整理的情报信息进行分析、归纳、综合，以揭示其反映出的对象的特征和规律性，获得新的、更深刻的知识。

（4）产品形成：是对情报研究结果的总结和表达。情报研究产品的类型包括消息类产品、数据类产品及研究报告类产品，研究报告又可分为情报分析报告、情报研究综述、述评等。

（5）反馈利用：对提供给用户的情报研究结果的应用情况进行研究，不断完善，从而可以产生新的情报研究目标。

情报研究实际上就是上述程序不断循环的过程。中医药情报研究方法的应用贯穿于情报研究的过程之中，其基本功能是：整理、评价和预测。

第三节　中医药情报研究方法的分类

中医药情报研究方法很多，依据不同的标准可以分为不同的类型。根据研究活动的特征可分为：中医药情报搜集方法和中医药情报分析方法；根据研究层次可分为：哲学方法、一般科学研究方法和具体研究方法；根据用途可分为：相关分析方法、预测方法和评估方法；根据对象可分为：基于数据的研究方法、基于文献的研究方法、基于知识的研究方法、基于人的情报方法、基于组织的研究方法和基于认知的研究方法；此外，根据研究手段还可分为：定性研究方法、定量研究方法和定性与定量结合的研究方法等。

本书从综合应用的角度出发，将中医药情报研究方法大体分为以下几类：中医药情报搜集调研方法、中医药专家咨询方法、逻辑方法、中医药文献计量分析方法、中医药知识发现方法、多元统计方法等。具体将会在以下章节从定义、特点、实施步骤及应用等方面进行介绍。

第四节　中医药情报搜集方法

中医药情报搜集和调研方法是指获取中医药情报所采用的手段和路径。情报信息的获得和占有是情报研究的起点和基础。因此，首先必须解决从何处获取、如何正确获取中医药情报的问题。

(一) 中医药情报源

情报源是指情报产生和拥有的地方及其传播和存储的载体。中医药情报源主要有以下四类：

(1) 人脑和语言：人脑是思维的器官，语言是交流的工具，中医药专家专业的记忆、思想及语言是重要的中医药情报源之一。

(2) 实物：指记载中医药知识的物质实体，包括声像、影像信息。

(3) 中医药文献：文献是科学知识的记录和载体，具有稳定性、时间空间跨越性的特点，因此是最基本、最主要的中医药情报源。文献情报源主要有以下几种类型：①印刷型文献，即纸质文献。由于中医药学是中国的传统医学，历史悠久，因此，文献也分为古代中医药文献和现代中医药文献。前者是指辛亥革命以前的中医药专著及注释，还包括分散记载中医药知识的其他各种图书资料；后者指辛亥革命以后刊发的各类中医药书刊等。其中，现代中医药文献的主要类型有十余种，包括科技图书（各种中医药专著、论文集、教科书辞典及手册等）、科技期刊（定期或不定期出版的中医药学报、杂志、汇刊、通讯等）、科技报告（中医药研发、调查成果或进展的记录）、会议文献（国际性、全国性及地区性各种学术会议的文献资料）、专利文献（包括专利说明书、专利摘要、专利检索工具等）、标准文献（包括正式标准、试行标准、技术指导性文件、标准化规定等）、学位论文、科技档案、报纸、产品资料等。②电子文献，包括各种生物医学、中医药学，以及相关的文献数据库、检索系统；生物医学及中医药学电子出版物；医学、中医药学全文期刊网络版文献，以及利用各种搜索引擎直接查询、获取的网络文献等。随着计算机技术、互联网技术的快速发展，网络数据越来越成为中医药情报研究的重要源泉和分析武器。③光盘数据，以光学介质为存储、传播载体的中医药数据文献，数据量大，组织有序化。但是随着信息技术的发展，光盘类数据的应用已逐渐减少。

（4）网络资源：互联网作为新的媒介形式，已经在中医药情报监测中显示出越来越重要的作用。中医药网络资源包括搜索引擎、综合性网站、中医药专业网站、与中医药有关的网络数据库、电子期刊、网络特种文献等，具有信息充分、时效性强等优势。

（二）情报搜集调研方法

中医药情报搜集调研方法可分为以下四类。

（1）现场观察法：指在中医药活动现场，通过观察、感受、体验以获取相关情报的方法。好处是可以获得第一手情报资料。

（2）社会调查法：又称实际情况调查，指深入实际，通过中医药机构或工作人员，进行调查了解，从而获取中医药情报的方法。其主要形式有现场调查、访问调查、样品调查、问卷调查等。当前，借助计算机和网络进行社会调查已成为发展趋势，使调查的空间和时间覆盖面大幅度扩展，搜集效率大大提升。

（3）文献检索法：指依据一定方法从有组织的文献集合中查找并获取相关文献的过程。这是搜集中医药情报信息的基本方法。文献检索包括手工检索与计算机检索。计算机文献检索现已成为主要的检索途径。中医药检索常用的检索语言体系有：《医学主题词表》、《中国中医药主题词表》、《中国图书馆分类法》医学、中医药类目等。主要检索方法包括：按照年代顺查、逆查、重点抽查的方法；按文献后附的参考文献，追踪查找的方法，以及综合性检索方法。检索途径：可以通过文献的主题、分类，以及著者、题名、序号、关键词等特征进行检索。检索步骤：一般根据研究需要，选择检索途径，制定检索策略，查找鉴别并录入。

（4）跟踪监测法：指采用现代信息通讯手段，及时收集、掌握中医药科技活动现在进行的情况及其结果的过程。它一般针对特定的范围和问题，具有连续性的特点。

（三）应注意的问题

在中医药情报搜集过程中，还应注意以下几方面问题：

一是搜集要围绕用户的情报需求来进行，并始终注意鉴别、分析。

二是要遵循目的性、全面性、系统性、计划性、新颖性、可靠性、预见性、科学性等原则，提高搜集的效果。

三是要了解并正确选取情报源。要考虑到情报源的层次结构、形式、载体，以及与业务分析的关系，选择那些信息密度高、能满足课题要求、又便于利用的情报源。根据情报对数转换和文献老化规律，合理确定搜集的范围和程度，提高查全率和查准率。

四是善于利用检索工具。中医药情报信息的检索工具十分丰富，既包括各种中医药参考工具书、题录型和文摘型的中医药文献检索工具及中医药古籍检索工具等传统形式，也包括各种现代计算机检索方法和工具。要注意了解各种检索工具的特点和使用方法，合理选择，综合利用。

第五节　逻辑方法

逻辑方法是将哲学、普通逻辑学方法引入情报研究领域的一类情报学方法，也是情报定性研究的传统方法。逻辑方法作为一般思维科学，具有普适性的特点，其中，比较与分类、分析与综合、归纳与演绎等是中医药情报信息研究的基本方法。

（一）比较法

比较法（comparison）是通过对研究对象的某些特性或属性进行对比，以发现其差异点和共同点的研究方法。比较法分为纵向比较和横向比较。前者是从时间上比较同一事物不同时期的一定指标，以认识事物发展变化的历史、现状和走势；后者是从空间上比较不同事物同一时期的一定指标，以发现差距、判明优劣。在实际情报研究中，往往两者结合应用。

运用比较法应把握：①研究对象在时间、空间、内容或属性等某方面具有相应的可比性；②比较的标准与方式要适合研究要求；③重视比较内容的深度及数据、图表的运用，使比较所得到的结果正确、深刻、明晰。

（二）分析与综合

分析（analysis）与综合（synthesis）是思维的基本形式。

分析是把对象整体分解为相对独立的部分、方面或要素，分别进行考察的逻辑方法。分析的类型有：因果分析、相关性分析、现象与本质分析、典型分析等。基本步骤是：明确分析的目的；对事物进行分解、分割；分别考察、研究各部分的特点、本质、相互关系，以及在事物发展中的作用。分析时应根据事物的客观特征，把握分析的维度和层次。

综合与分析相对，是把客观事物各个部分、要素联系起来，从整体角度进行考察的逻辑方法。它以分析为基础，进行科学概括，达到对事物的本质和规律的整体性认识。其步骤是：联结分析所得到的对事物各方面的认识；整体考察、把握事物的本质和规律。综合要根据客观事物各要素的内在联系。

分析与综合，既相互对立，又相互联系、依存、转化，需要结合起来运用。

（三）归纳和演绎

归纳（induction）和演绎（deduction）是从一定的已知事实、数据或因素的相关性得出新结论的一种逻辑方法。归纳和演绎的组成要素有3个：已知的前提，可以是一个或数个；推出的新结论；推理过程。

归纳和演绎的方向相反。归纳是从个别的、具体的、特殊的知识中概括出一般性、抽象性知识的方法。归纳法分为完全归纳法和不完全归纳法。前者的前提包含了某类事物中的每一个对象，因此，结论具有必然性，但往往操作难度较大。后者的前提只是包含了某类事物中的部分对象，因此，结论具有或然性，需要验证，但操作比较容易，应用性较强，而且，只要正确把握其规则，就能得到比较可靠的结果。演绎是从一般性知识推出个别性、具体性知识的方法。由于演绎法的前提已经内含了结论的意义，因此，只要前提正确，推理过程符合推理规则，其结论必然正确。

归纳和演绎相互对立，又相互联系、相互转化。归纳的结论，往往可以成为演绎的前提，而演绎的结果又可以转化为归纳的依据。不同的归纳和演绎形式，各有其一定的规则，在应用中要注意遵循。

归纳和演绎法的主要作用在于认识和论证。它适用于中医药情报的调研分析，观点和理论体系的构建。

第六节 中医药专家咨询方法

中医药专家咨询方法是一类主要依靠中医药专家的知识和经验，以隐性知识为情报源，发挥和调动中医药专家作用的情报研究方法。这种方法解决的通常是一些需要通过专家的知识和经验做出判断、评估的问题。其代表性方法有德尔菲法、头脑风暴法。

（一）德尔菲法

1. 定义与特点

德尔菲法（Delphi method），又称专家意见法、规定程序专家调查法，是通过函件分别向专家征询调查，并匿名交流意见，经过反馈循环，最终获得有统计意义的专家集体判断结果的研究方法。它是一种以专家的知识、智慧为基础和发掘对象的半定量分析方法，是情报研究和技术预见的主要方法之一。德尔菲法的基本特点是：匿名性、反馈性和统计性。

2. 实施步骤

德尔菲法的基本实施步骤包括：①根据用户要求或委托确定研究课题，制订实施计划；②根据课题性质和内容，确定研究主题，选择、成立应答专家组；③根据研究主题要求和调查目的，设计调查表；④通过函件或者电子邮件，发给专家组成员答询，获取信息；⑤汇总调查结果，附加适当的新问题后重新发给所有专家；⑥再次汇总，提炼预测结果和条件，再次形成新问题；⑦如有必要，重复步骤⑤；⑧对最后一轮调查的结果进行必要的分析和数据处理，并得出评价、预测结果或结论，发给所有专家。一般收集和反馈信息经过四轮左右，专家意见会趋向统一，得到较为满意的结果。

运用德尔菲法应注意：①把好专家遴选关口，要求专家了解研究目标，有丰富的实践经验或理论水平，富有创造性、判断力和责任感，专家组人数适应课题性质和规模，结构合理；②科学地进行调查表设计，尽可能表格化、符号化、数字化，表中问题要客观合理，组织者不应掺入自己的意见；③根据实际情况确定征询意见的方式和反馈轮次。

3. 应用

特尔菲法的主要用途是预测和评价，可用于中医药科学技术的发展预测研究，辨证施治指标体系的构建，重要方案、技术、产品的评价和选择。

（二）头脑风暴法

1. 定义与特点

头脑风暴法（brainstorming）是采用会议的方式，引导与会者围绕某中心议题广开言路，激发灵感，在自己头脑中掀起思想风暴，毫无顾忌、畅所欲言地发表独立见解的一种集体创造思维的方法，是一种充分的、非评价性、无偏见的集体交流。头脑风暴法分为直接头脑风暴法和质疑头脑风暴法。头脑风暴法的特点是：自由畅谈、延迟评判、禁止批评、追求意见数量。这也是应用该法必须遵循的主要原则。

2. 实施步骤

头脑风暴法的执行步骤为：会议主持者先向小组成员说明会议采取的形式、应遵循的原则和该次思维冲击的题目与目的，参会者自由发言，积极提出自己的意见，意见发表完毕，将所有观点重述一遍，使每一位成员都知道全部意见，去掉重复的、无关的观点，对各种见解进行评价、论证，进行归纳。

3. 应用

应用头脑风暴法要求参与者有较好的素质，主持者具有相应的现场组织技巧。头脑风暴法具有突出的集思广益、创造性强的优点。它通过客观、连续的分析，可以排除折衷，找出一组切实可行的解决问题的方案，可广泛用于多种中医药科技决策。

第七节　中医药文献计量分析方法

中医药文献计量分析方法是指以中医药文献类信息为对象，以文献计量学理论为基础，采用数学和统计学等方法，从定量的角度分析和研究中医药文献信息的动态特性，并找出其中内在规律的中医药情报专门分析方法。中医药文献计量学方法涉及统计分析法、数学模型法、引文分析法、词频分析法、共现分析法、聚类分析法等。其中，引文分析法、共现分析法是目前中医药情报研究中常用的方法。

（一）引文分析法

1. 定义与特点

引文分析法（citation analysis）是利用各种数学、统计学的方法和逻辑方法，对科学期刊、论文、著者等各种分析对象的引用或被引用现象进行分析，以揭示其数量特征和内在规律的一种文献计量分析方法。

2. 实施步骤

引文分析法的基本类型有 3 种：①引文数量研究；②引文间的关系研究；③引文反映出的主题相关性研究。引文分析法的测度指标很多，常用的有：引文率、被引率、他引率、自引率、即年指标、引文耦合程度、同被引强度等。基本步骤包括：①选取统计对象；②统计引文数据；③进行引文分析；④得出判断和预测结论。目前，可用于引文分析的主要资源有美国《科学引文索引》（SCI）、《基本科学指标数据库》（ESI）、《中国科学引文数据库》（CSCD）、《中国科学论文与引文分析数据库》（CSTPC）等。

3. 应用

引文分析法建立在科学引文客观分布规律的基础之上，是一种应用范围很广的实用技术。在中医药情报研究中，它可用来评价中医药机构、团队和研究人员的科研能力和学术水平，以及不同国家、地区的中医药科研竞争力；揭示中医药相关学科或学术群体的动态结构和发展规律，预测其未来发展趋势；考察评价学术论文与期刊的价值和影响力，以及研究文献老化、情报利用、用户需求特点等。

（二）共现分析法

1. 定义与特点

共现分析法主要包括共词分析与共引分析，其主要原理是通过共现现象，分析文献集所代表学科中各主题之间的关系。这种方法从词汇或引文的网状关系出发，不仅探索文献的外部特征，而且融入了相关主题内容等因素，是更为深入的文献计量学方法。

2. 实施步骤

共词分析和共引分析的实施步骤基本一致。首先确定分析领域；再选择分析单位，前者以词或词组为分析研究对象，对一组词两两统计其在同一篇文献中共同出现的次数，后者则对两篇文献共同引用文献的强度即同被引次数进行统计；在此基础上，构建共词或共引矩阵，进行多元统计分析，通过这些文献单元之间亲疏关系的反映，分析研究其所代表的领域或主题的结构与变化。

3. 应用

在中医药情报研究领域，共词分析法和共引分析法可用来探索中医药科学前沿、科研热点领域、热点问题及其相互关系，研究中医药学科发展规律，预测可能的科研结果，以及研究、展示中医药科学交流合作模式等。

第八节　中医药知识发现方法

中医药知识发现方法是以中医药知识的挖掘和发现为基本特征的情报研究方法。这类方法为解决中医药情报研究中海量信息累积与有效利用之间的突出矛盾提供了有效工具。

（一）非相关文献知识发现法

1. 定义与特点

非相关文献知识发现法（disjoined literature-based knowledge discovery）是一种从公开发表的非相关文献中发现某些知识片段间的隐含联系，并在此基础上提出科学假设或猜想，引导科研人员进行攻关或实验，从而发现新知识的纯粹性情报学研究方法。目前，用于知识发现的主要工具是 Arrowsmith 系统，此外，还有 Gordon 和 Lindsay 的知识发现系统、DAD 系统等。

2. 实施步骤

非相关文献知识发现具体包括：开放式知识发现和闭合式知识发现，其路径可分别表示为：C→B→A 和 A→B←C。其中，C 代表主题，B 代表中介，A 代表目标。分析单元包括标题词、关键词、主题词等。

3. 应用

非相关文献知识发现法的主要价值在于在相互分裂的学科、知识间架设桥梁，为科学研究提供启示和引导。它可用于中医药跨学科、跨领域沟通，探索治疗疾病新的可能方法和药物、中医方药的新的可能靶向和靶点，预测中药可能的副作用等，更有利于从理论和实践两方面发挥中医情报学的中介作用。

（二）关联规则

1. 定义与特点

关联规则（association rules）是从大量数据中发现满足一定条件的项集之间隐藏关联的数据挖掘方法。它主要适用于各种事务数据库、关系数据库及其他大型数据库的知识发现。关联规则常见的算法包括 Apriori 算法、FP-Growth 算法、基于划分的算法等，其中，经典算法 Apriori 算法是在中医药领域应用最多的算法。

2. 分类与实施步骤

关联规则依据所处理的变量、数据的类别、抽象层次和维度可分为布尔型和数值型关联规则、单层和多层关联规则、单维和多维关联规则等。关联规则的挖掘一般分成两个子问题：①找出所有支持度（support）≥最小支持度阈值的频繁项集；②由频繁模式生成满足置信度（confidence）阈值的关联规则。在实践中，除支持度、置信度两个参数外，常引入兴趣度、相关性等参数以提高规则的准确性。

3. 应用

关联规则在中医药领域中主要用于揭示中医方–证、药–证关联规律、药物配伍的关联模式，探索证候规范、中药组效关系、药物不良反应因素性等，也为临床的计算机智能诊断提供了方法基础。

第九节 多元统计方法

多元统计方法是研究多个变量之间相互依赖关系及内在规律性的统计学方法，主要适用于用数据描述研究对象的情报问题，是目前中医药领域应用最为广泛的情报研究方法。

（一）回归分析

1. 定义与特点

回归分析（regression analysis）是研究事物间量变规律的科学方法，它是在掌握大量观察数据的基础上，建立变量之间依赖关系的函数表达式（回归方程），并通过有效性分析，使之能够有效地用于预测和控制。其中，被预测的变量称为因变量，用来预测变量值的一个或多个变量称为自变量。

2. 分类与实施步骤

回归分析可分为一元回归和多元回归；线性回归和非线性回归。其中，多元线性回归是中医药情报研究中应用较多的一类回归分析，其主要实施步骤包括：变量间线性关系检验、估计回归系数、方程显著性检验、有影响自变量筛选、标准化偏回归系数、回归模型的优良性评价等。

3. 应用

回归分析是一种依据事物因果关系进行预测的方法，有助于探索中医药学内在的规律性与联系性。它可用于中医疾病、证候的危险因素研究，发病预测与预后研究，中药配伍及剂量反应研究，以及证候规律和疗效影响因素研究等多个方面。

（二）聚类分析法

1. 定义与特点

聚类分析（cluster analysis）是将样本个体或指标变量按其具有特性的亲疏关系或相似程度进行分类的一种统计方法。其基本思想是在样品之间定义距离，在变量之间定义相似系数。聚类分析适于没有先验知识的分类，可以处理多个变量，是一种探索性的分析方法。

2. 分类

一般根据研究目的不同，聚类分析可分为 Q 型聚类（对样品的聚类）和 R 型聚类（对指标的聚类）。此外，还有系统聚类、逐步聚类、模糊聚类等分类。

3. 应用

聚类分析能够发现全局分布模式及数据属性之间有价值的相互关系。它是中医药情报研究的常用方法，还可作为其他多种研究方法的辅助工具。它在证候特征与辨证规律研究，中药用药规律、药用资源开发利用研究，以及中医传承与网络信息研究等领域均有广泛应用。

（三）主成分分析

1. 定义与特点

主成分分析（principal component analysis，PCA）是一种对各变量之间互相关联的复杂关系进行简化分析的多元统计方法。这种方法从多个数值变量之间的相互关系入手，利用降维思想，在保证数据信息丢失最少的原则下，对多个变量进行线性组合，将其转化为少数几个相对独立的综合变量，即主成分，以便于分析研究。主成分的特点是：①个数远少于原有变量的个数；②之间互不相关；③能反映原有变量的绝大部分信息。因此，主成分分析有助于得到更为科学、准确的信息。

2. 实施步骤

主成分分析的主要步骤包括：数据标准化，计算特征值，计算贡献率和累积贡献率，计算特征向量，确定主成分个数，解释主成分潜在的实际意义，计算主成分得分。

3. 应用

主成分分析在中医药领域应用较多，但单独应用较少，一般常与聚类分析、判别分析等其他方法联合使用，其中，联用最多的为聚类分析。主成分分析法为解决中医药评价、预测，以及证候研究、复方研究、中药有效成分等研究过程中，遇到的多指标、多因素，且指标、因素间存在一定相关性的复杂性问题提供了有效工具。

第十节　中医药情报研究重点领域研究方法

随着经济社会的发展及人群健康需求的提高，中医药科学事业的全面、快速、可持续发展面临着良好的机遇和极大的挑战，并对中医药决策不断提出新的、更高的要求。情报工作与此相应，形成了中医药预测情报、战略情报、评价情报等重点研究领域。这类研究涉及的情报量大、面广，影响因素复杂，需要联合运用多种研究方法。其中，一些具体方法已在前面作了介绍，这里主要介绍用于中医药情报研究重点领域研究的方法类型和其他一些具体研究方法。

（一）中医药情报预测研究及其方法

中医药情报预测研究是参照当前已经出现或正在出现的各种新情况，探索关于中医药未来发展的走向、可能出现的情况或达到的结果的一种情报信息分析活动，是制定中医药政策、发展规划，进行科学决策的前提。中医药情报预测研究方法是根据一定的中医药预测目的和要求，研究情报对象的特征和规律，以获取预测结果所采用的技术手段。

预测研究方法很多，上述方法中，不少能够在中医药情报预测中发挥作用。例如，德尔菲法就以预测功能而著称。于卫东等采用此技术于 20 世纪 90 年代初，对未来 20 年（1990 ~ 2010 年）中医药在基础理论、临床、中药、针灸、气功推拿，以及情报、文献、医史方面可能出现的重大进展及突破进行了预测，还有研究者将德尔菲法用于中医药产业技术预见研究。此外，其他方法的应用有：李海燕等运用共词聚类等文献计量学方法，对 PubMed 数据库中1998～2007 年由国外作者发表的有关中草药文献和 SCI 数据库中 1998～2010 年的针灸文献进行了研究，最后得到国外关注中草药研究的 5 个热点和国际针灸研究领域的学科现状，从而对未来学科发展做出预测。吴弥漫等利用多元回归方法，在对广州市 3 所医院 1993～2001 年月门诊人数与同期气象数据进行统计，并利用单因素分析找出与疾病流行相关气候因子的基础上，建立了"气候－疾病"相关关系的数学模型，用于预测所在地区的疾病流行趋势等。

此外，可用于情报预测的方法还有交叉影响法、内容分析法、趋势外推法、时间序列法等多种方法，具体如下：

(1) 交叉影响法（cross-impact analysis）：是 20 世纪 60 年代，在德尔菲法和主观概率法的基础上发展起来的一种新的预测方法，是把专家的经验用于寻求不同事件之间相互交叉影响的一种研究程序。它综合了定性分析与定量分析的优点，可以在资料缺失、不肯定因素较多的情况下，应用特定模拟方法，确定未来事件间的影响程度，进而得出各事件未来发生的概率，可在历史事件验证、未来时间预测、方案评价等方面发挥作用。

(2) 内容分析法（content analysis）：是指针对具有明显特征的传播内容进行客观、系统和定量描述的一种半定量的分析方法，最早萌发于新闻界，后来扩展到整个社会科学领域，可应用于研究任何有文献或有记录的交流传播事件。它也被看作是具有情报学特色的方法，利用它可以分析文献记录中的本质性事实和趋势，推论产生对象内容的环境背景及意义，对事物发展作出情报预测。它常用作趋势分析、现状分析、比较分析和意向分析等。

(3) 趋势外推法（trend extrapolation）：是一类以时间作为解释变量，通过归纳过去和现在的规律，将时间延长到预测期，得到预测值的方法。它首先由 Rhyne 提出并用于科技预测，可以揭示技术发展的未来趋势，并能够定量地估价某些功能特性。它广泛用于科技、经济和社会发展的预测，是情报研究方法体系的重要部分。

(4) 时间序列分析法（time series analysis）：是一种基于随机过程理论和数理统计学方法，研究随机数据序列所遵从的统计规律，以解决实际问题的动态数据处理统计方法。依据资料分析方法可分为：简单序时平均数法、加权序时平均数法、移动平均法、加权移动平均法、趋势预测法、指数平滑法、季节性趋势预测法、市场寿命周期预测法等。它适用于众多领域的预测研究，已在中医药领域的发病预测、疾病变化预测、死亡率预测、经费预测、人力资源预测、药品预测等方面得到了应用。

(二) 中医药战略情报研究及其方法

中医药战略情报是指为中医药长期和全局的战略目标服务的情报，是中医药管理机构和创新主体进行战略决策、制定战略计划和战略目标，筹划和指导中医药发展的重要依据和基础。中医药战略情报研究具有全局性、系统性、方向性、预测性、继承性的特点。

中医药战略情报研究方法是包括了上述具体方法在内的多种情报分析方法的综合利用与集成。多种方法综合、互补是战略情报方法应用的特点，只有运用多种分析研究方法才能多层面、多角度、全面、系统、深入地把握科学技术发展的本质，进行战略性和前瞻性的认识。此外，随着计算机、信息和网络技术的迅速发展，以及数字化资源的快速增长，战略情报研究方法正朝着信息收集、分析、表达一体化，集成多类数据、多种方法，综合进行情报知识发现、分析、预测和评价的方向发展。已开发出的一些情报分析研究的专用分析软件为战略情报研究提供了强有力的工具。

中医药战略情报研究有许多具体方法，包括 SWOT 分析、德尔菲法、头脑风暴法、信息计量分析及层次分析等，其中，SWOT 分析是中医药战略研究最常用的方法之一。

（1）SWOT 分析法：又称态势分析法，SWOT 是英文 strength、weakness、opportunity 和 threat 的首写字母缩写，意指优势、劣势、机会和威胁。SWOT 分析就是在全面把握与研究对象密切相关的内部优劣势因素，外部机会、风险因素的基础上，制定符合企业未来发展的战略，以便发挥优势，克服不足，利用机会，化解威胁的过程。其中，优劣势分析的主要关注点是企业自身实力及其与竞争对手的比较；机会和威胁分析的主要关注点是外部环境的变化和对企业可能的影响。SWOT 分析的主要特征是：①结构化，指构造 SWOT 矩阵，并赋予各区域不同的分析意义，从结构分析入手；②系统性，指运用系统思想，将形式上相对独立的因素相互匹配，综合分析，从而使战略计划制定更加科学全面。该分析具有直观、简便的优点。主要步骤：①确定企业的关键内部优势、劣势，外部机会、威胁；②优势、劣势与机会、威胁相互组合，形成 SO、ST、WO、WT 战略；③对 SO、ST、WO、WT 策略进行甄别和选择，确定企业应该采取的具体战略与策略。SWOT 分析是战略管理与宏观决策的重要工具。王守东等采用 SWOT 分析，针对中医药在美国的发展，系统分析了中医药理论与中医药资源、文化差异、研发能力、质控标准、健康理念、医疗模式、政府态度与法规、国外中草药研发、国际市场抢占、贸易壁垒、洋中药冲击等情况，归纳总结出 7 大优势、8 项劣势、8 个机遇和 5 方面威胁，综合 SO、WO、ST、WT 组合战略，提出了加快我国中医药进入美国医药主流市场步伐的 9 项应对策略。张丽莉等以治疗胃病的中药为例，对我国中药出口的优势、劣势、机会、风险因素进行了具体分析，提出了发展我国中药出口的品牌战略、合作、营销战略等。

（2）层次分析法（analytical hierarchy process，AHP）：是由美国运筹学家 Saaty 于 20 世 70 年代提出的一种定性与定量相结合的决策方法。它通过将复杂问题分解为若干层次和若干因素，在各因素之间进行简单的比较和计算，得出不同方案的权重，为最佳方案的选择提供依据。层次分析是解决多目标、多准则，以及无结构特性、结果难以直接准确计量的决策问题的有效方法，广泛应用于战略规划的制定、产业结构的预测，以及科技成果的评估等领域。

（三）中医药科技评价情报研究及其方法

中医药科技评价情报研究包含两方面的意义。一是针对中医药情报本身，评价其可靠性、先进性和适用性，这种评价研究贯穿于情报从搜集到整理，以至产品生产、传播和利用的各个环节；二是针对中医药科研机构、科研团队、科研人员，评价其科研能力和水平。这里指后者。从这个意义上讲，中医药科技评价情报研究方法可以说是基于情报信息分析的中医药科研活动、科研行为及其结果的评估研究方法，是科学、客观把握中医药科技现状、研究水平、科研效益与业绩、发展潜力，以及存在的问题，为管理决策提供支持，促进中医药科技创新发展的方法和工具。

中医药科技评价情报研究综合运用了专家法、文献计量分析、多元统计分析等多种情报分析方法，主要可分为以下几类：

（1）同行评议：组织同行专家，综合利用会议、问卷、评论等各种手段，进行中医药科技行为与成果评估。同行评议是国内外科学评价过程中采用的最重要、最普遍的方式，有利于把握科研的前沿性、先进性、创新性，弥补定量分析的某些局限，提高科技评价的准确性、科学性。

（2）信息调研：综合运用现场考察、机构走访、材料索取、档案查询、数据库检索、汇总归纳、分析的手段，进行中医药科技评估。它以传统的社会调查方法为基础，以定性分析为主，揭示中医药科研管理过程、研究实施与操作过程、科研测度过程的特点及其规律性，尤其是对难以量化的主体态度和行为做出判断。

（3）文献分析评价：以文献计量为基础，综合运用中医药文献的特征提取、统计分析、模型平台构建等手段，进行中医药科技评估。文献是科研活动及其成果的记录和主要载体，是科技评价情报的信息基础。因此，文献分析评价法是中医药科技评价情报研究的基本方法。它可以量化描述科研产出情况，揭示研究对象主体的科技成果数量与质量，发现高引论文、高产作者、高产机构的分布情况，为评价对象的科学水平和科研绩效提供客观依据。

（4）统计分析：综合运用数学、统计学和数据挖掘技术等进行中医药科技评估。它从数量关系上揭示科学研究的状况和规律；不同程度地渗透于其他各种方法之中，成为其他评价方法的辅助工具。

参 考 文 献

"1990～2010年中医药研究的重大进展与突破预测研究"课题组. 1992. 未来20年中医药研究发展预测. 山东中医学院学报，16（1）：2-9.

包昌火. 1990. 情报研究方法论. 北京：科学技术文献出版社.

陈玲，王有为，何敬胜，等. 2008. 厚朴药材质量的化学模式识别研究. 中国中药杂志，33（2）：189-191.

董日，林色奇，查青林，等. 2014. 江西省中医医疗资源现状与趋势分析. 江西中医药大学学报，26（5）：92-95.

范建华. 2014. 我国8种中医药类中文核心期刊引文的文献计量学分析. 中国中医药图书情报杂志，2：19-23.

高宏杰，李敬华，李海燕，等. 2013. 抗炎药中药有可能延缓糖尿病肾病的发生发展. 辽宁中医药大学学报，03：59-61.

郝丽云，郭启煜. 2006. 非相关文献知识发现研究进展. 情报学报，3：342-348.

贺德方. 2006. 数字时代情报学理论与实践. 北京：科学技术文献出版社.

黄漫容，文向东，郭少云. 2002. 头脑风暴法在护理质量改善中的应用. 现代护理，8（6）：707.

李海燕，崔雷，崔蒙，等. 2009. 近十年国外对中草药研究的关注点——基于高频主题词的共现聚类分析. 情报学报，28（3）：395-400.

李文林. 2008. 利用知识发现工具Arrowsmith探讨当归与痛经的相关性. 中华医学图书情报杂志，17（4）：7-11.

李小华，林英姿. 2008. 时间序列预测方法在医院药品采购的应用. 医学信息，21（6）775-780.

刘含，王洪琦，唐芸. 2015. 广西166例人群湿热体质形成影响因素的研究. 中国中医药科技，22（1）：4-5，35.

孟凡红，侯酉娟，蒋丁苾，等. 2012. 中国中医科学院博士学位论文引文分析. 中国中医药信息杂志，19（8）：27-30.

邱鸿钟，陈宛媛，梁瑞琼. 2014，德尔菲法在中医药预防保健服务绩效评价中的应用. 卫生经济研究，4：36-38.

邱均平. 2007. 信息计量学. 武汉：武汉大学出版社.

任佳妮，周立秋. 2013. 陕西省中医药产业技术预见研究浅析. 创新科技，1：14-16.

孙卫民，于昆，薛大方，等. 2009. 十四种治疗肿瘤常用中药元素含量的测定及聚类分析. 中华中医药杂志，24（2）：251-255.

孙振球. 2002. 医学统计学. 北京：人民卫生出版社.

田彦，李明. 2008. 脑出血急性期血瘀证临床影响因素的多元回归分析. 吉林中医药，08：569-570.

田野，贾李蓉，李园白，等. 2012. 网络论坛中中医药信息的聚类分析研究. 世界中医药，7（6）：535-536.

王力宁，汪受传，韩新民，等. 2009. 小儿反复呼吸道感染中医诊疗指南指标的 Mpiu 法评价与结果分析. 中国中西医结合儿科学，1（1）：42-47.

王守东，王焱，姜帆，等. 2012. 基于 SWOT 分析的中医药在美国发展策略研究. 世界骨伤杂志，19（10）：3-4.

吴弥漫，杨沛群. 2003. 广州市门诊就诊人数与气候关系研究. 广州中医药大学学报，20（3）：249-252，256.

薛声波，王米渠，邓雪梅，等. 2010. 糖尿病医案证候的半定量聚类分析. 辽宁中医杂志，37（1）：11-12.

晏婷婷，王旭东，沈劼，等. 2011. 基于 SCIE 的中医药科研现状分析——以南京中医药大学为例. 中国药房，22（27）：2497-2500.

杨茗茜，张哲，袁东超，等. 2015. 冠心病心绞痛中医证候的相关研究. 中国实验方剂学杂志，21（7）：174-178.

姚美村，艾路，袁月梅，等. 2002. 消渴病复方配伍规律的关联规则分析. 北京中医药大学学报，25（6）：48-50.

叶真，朱敏洁，郑卫军，等. 2008. 农村公共卫生服务体系建设的 SWOT 分析. 中国卫生事业管理，25（3）：148-150.

张丽莉，高文远，张铁军，等. 2007. 我国中药出口 SWOT 分析与战略选择——基于胃药的调查. 中草药，38（11）：1745-1747.

张良圣，倪永年. 2007. 应用高效液相色谱法和化学计量学研究霍香正气水指纹图谱. 南昌大学学报（理科版），31（1）：93.

张颖，薛柳华，陈宇霞，等. 2013. 艾滋病咳嗽中医诊疗规程调查问卷的构建及分析. 中国中药材杂志，38（15）：2489-2492.

赵丹僖. 2008. 图书情报领域中内容分析法研究进展与趋势. 图书馆学研究，2：6-8.

朱立成，林色奇，薛汉荣，等. 2007. 名中医哮喘医案 445 例关联规则分析. 江西中医学院学报，19（5）：83-87.

Li H Y, Cui L, Cui M, et al. 2010. Active research fields of acupuncture research: a document co-citation clustering analysis of acupuncture literature. Altern Ther Health Med, 16 (6): 38-45.

Rakesh Agrawal, Tomasz Imielinski, Arun Swami. 1993. Mining Association Rules between Sets of Items in Large Databases. Proceedings of the 1993 ACM SIGMOD International conference on Management of Data, Washington DC: 207-216.

Swanson D R. 1986. Fish oil, Raynaud's syndrome, and undiscovered public knowledge. Perspect Biol Med, 30 (1): 7-18.

第三章　中医药科技查新

第一节　科技查新总论

一、科技查新的历史、现状及展望

科技查新是指查新机构的查新人员根据查新委托人提供的需要查证其新颖性的科学技术内容，按照一定的操作规范，做出查新结论并出具查新报告的信息咨询业务。查新工作在我国的展开对于维护科技评价的严肃性、权威性和公正性，避免低水平的重复研究，促进科研管理的科学化、规范化发挥了重要作用，受到了科技管理部门和科研人员的普遍重视。因此，查新工作是科技管理工作中的一个重要组成部分。

通过情报检索开展信息服务，国内外情况基本一致，就是利用现有的文献信息资源，把经过加工、提炼后的各种信息产品提供给不同的用户。但从查新的角度看，国外以专利查新为主，在服务对象、机构分工、人员配置及市场化程度等方面与国内不同。国内的查新具有很强的中国特色及政策性，现简要谈谈国内主要部委对科技查新的规范和管理、发展现状、中医药科技查新的特色及发展方向。

（一）查新的历史沿革

"查新"一词来源于专利审查，其本来意义是新颖性检索（novelty search），最早见于1978年6月公布的《专利合作条例》。1985年，在全国医药卫生科技会议上，首次提出对科技成果进行"查新"的要求，并开始在部分行业和地区试行查新制度。当时查新的目的是为了避免医学科研工作中的低水平重复现象和无效劳动，避免人力、财力、物力的浪费，保证和提高科研课题和成果质量。医学界的查新从1987年开始向全国各地展开，卫生部的这一做法得到专家们的认可。1988年，北京、上海等地区的科技情报机构也开始了各专业的查新活动。1990年10月，原国家科委印发了《推荐第一批查新咨询科技立项、成果管理的情报检索单位的通知》，标志着我国科技查新工作正式开始。

（二）查新规范化管理的发展现状

1. 科技部对查新的规范和管理

原国家科委分别在1990年、1994年和1997年通过考核评定，先后认定了38家国家一级查新机构，并批准或授权各部委信息司、各省科委建立部委级或省级二级查新机构。各种级别、各种专业分工、分布于全国各地的查新机构，共同负担着全国各地、各种需求的查新工作。科技部2000年正式发布了《科技查新机构管理办法》、《科技查新规范》，标志着我国科技查新工作逐渐步入法制化、规范化轨道。但2003年国务院颁布的《国务院关于取消第二批行政审批项目和改变一批行政审批项目管理方式的决定》，取消了406项行政审批项目，其中，第26项为"科技查新机构业务资质认定"。自此，科技查新机构业务资质认定和科技查新业务培训不再属于行政管理范畴，由各地各部门根据具体情况自行组织和认定，不需要经过科技部或其下属行政机构统一管理和确认。但同时强调，虽然机构的资质不再认定，而查新人员的培训和资格认定仍须由科技部委托的相关机构来进行，即从事查新业务的人员仍需资格证书。

2. 教育部对查新的规范和管理

教育部于1992年、1995年分别在直属高校设立了15所"高等学校科技项目咨询及成果查新中心工作站"，2003年发出《教育部办公厅关于认定教育部部级科技查新工作站的通知》，重新进行了认定工作。在各校申报、专家通信评审、现场考察和综合评估的基础上，教育部于2003年、2004年和2006年分别批准设立了教育部科技查新工作站三批，共57所，其中，医学类院校只有北京中医药大学和广州中医药大学。考核办法按照2001年1月发布的《教育部科技查新机构管理办法》执行，其中包括查新业务资质认定、年检和抽查、变更和终止及法律责任等。

3. 卫生部对查新的规范和管理

卫生部从1993年先后在全国定点了32家医学查新机构，这些查新机构均为省、部级医学情报研究所和重点医科大学图书馆，并使用"卫生部医药卫生科技项目查新咨询单位号码"，即全国统一编号的方式。1997年出台《卫生部医药卫生科技项目查新咨询暂行规定》实施细则，其中制定了查新咨询单位应具备的条件、能够基本满足查新工作需要的检索工具书和有关文献、查新咨询单位及查新咨询人员的职责、查新咨询工作规程、查新咨询工作质量控制措施（包括行政、经济、技术方面的措施）、查新咨询单位评估和奖惩等。

4. 国家中医药管理局对查新的规范和管理

国家中医药管理局中国中医药文献检索中心（简称检索中心）于1992年成立，先后三批在全国范围内审批了20个分中心。检索中心的工作是按照科技部2000年的《科技查新机构管理办法》、《科技查新规范》进行的，也就是将科技部的查新规范和管理办法用于指导中医药科技查新活动。结合中医药行业的特点，2008年，检索中心制定了《中医科技查新规范》，其中包括查新的定义和基本术语、查新的管理规范和技术规范等，对查新委托人、查新员、审核员、查新流程、查新管理等查新活动的各方面进行了规范，目的是用此规范指导中医药行业的查新工作。

（三）中医药科技查新的"中医特色"

中医药科技查新是科技查新的一部分，其目的是为了最大限度地避免中医药科研工作中低水平的重复，使有限的资金用在刀刃上，保障中医药科研工作朝着持续、健康、有序的轨道上发展。

中医药科技查新工作走过了20余年的历程，在国家中医药管理局和中国中医科学院的直接领导和支持下，在全国20个分中心的齐心努力下，取得了良好的成绩，积累了丰富的经验。科技查新工作中所涉及的术语、原则、查新程序等各项内容在我国科学技术部2001年颁布的《科技查新规范》中都有着明确的规定。20多年来，中医药科技查新也是严格地以《科技查新规范》为准则，加强对中医药科技查新的管理，规范其查新活动，保证查新的公正性、准确性和独立性，维护查新有关各方的合法权益。然而，我们在查新实践中，深刻地体会到：因为中医药领域具有其特有的学术特点和研究方法，中医药科技查新也就随之有其特有的"中医特色"。其"中医特色"主要体现在以下四个方面：

第一方面体现在查新人员的资质评定上。查新人员是指参与查新工作的人员，包括管理人员、查新员、审核员、其他技术辅助人员及查新咨询专家。其中，对查新员及查新审核员的资质评定最为重要。

中医学是中华民族在长期医疗实践中逐渐形成的，具有独特理论风格和哲学思想的医学体系。没有经过系统学习的人，很难理解其深奥的理论内涵，在检索实践中，会对古奥文字的文义不识不懂、对文言古句中的中医术语不解其意、面对检出的数量庞大的文献不知取舍。所以，参与查新的查新员和审核员，首先要求必须具有中医学、中药学的学科背景，掌握中医药理论和学科专业知识；同时还要掌握中医中药文献标引知识和分类方法，从而正确转换主题概念、确定类别和检索词，以获取和处理海量的中医药文献资源。因此，只有具备中医药学教育背景，同时又掌握情报学知识，具有专业信息服务经历的查新员和审核员才有从事中医药科技查新工作的资质。

第二方面体现在查新业务受理的范围上。中医药科技查新机构应当在获准的专业范围内受理查新业务。无论是国家科技部或科技厅、国家中医药管理局或省/市中医药管理局、各中医院校所等的项目课题的立项、结题、成果鉴定，还是各院校硕士、博士的开题，或是新药研发、专利申请，其所研究的主要内容和查新点必须是属于中医药领域的。

第三方面体现在检索范围上。中医药科技查新机构必须拥有大量的中医药文献资源。自1992年7月国家中医药管理局国家中医药文献检索中心成立，在国家中医药管理局和中国中医科学院的直接领导和支持下，检索中心培养了一支由标引、检索、国内外医学情报、技术人员组成的专业队伍，先后建立了中国中医药文献数据库、中医药科技成果数据库、中医药报刊资料数据库、中医药保健品专利数据库、中成药商品及企业数据库、国外传统医药机构数据库等，并建有中、英文两个版本的针灸针麻、中药专题数据库。中医药科技查新机构应在确定检索范围时，根据查新项目的专业特点，选择适当的数据库、网站、期刊、资料等。

第四方面就是面向社会开展中医药查新工作的查新机构必须是具有国家中医药管理局和省/市中医药管理局认证和授权、具有中医药科技查新业务资质的单位。

以上查新人员、查新受理范围、检索范围、查新机构四个大的方面是中医药科技查新的"中医特色"，这些"特色"是20多年来中医药科技查新工作区别于其他一般查新的独特之处，它们最终反映在查新报告的质量上，反映在管理查新活动的规范上。

(四) 将知识管理引入中医药科技查新

随着生物医学的发展及其他学科在医学领域的渗透，中医药学与其他学科的交叉点也越来越多，从数据资源的丰富、数据量的增长变化速度，查新科技人员的结构、层次，查新内容的多层次和更深、更难、多样性，都给查新工作提出了新的要求和挑战。查新机构可以借鉴知识管理的特征，建立适合医学查新机构的知识管理体系，为查新过程中的知识采集、信息对比分析的顺利进行提供保障，使中医药科技查新工作从信息咨询工作向信息知识服务的方向转化。

根据知识管理的内容及目标，在中医药科技查新中可进行以下几个方面的探索：

1. 建立适合查新工作需要的知识仓库

知识仓库是面向主题的、多种类型知识库的集成。各分中心建立知识库，内容应包括各检索中心内部的各种数据（人员结构、专业背景、年龄结构、学术背景、资源设备、各种文件等）；联系较密切的研究机构、医院、个人的相关文件及其相关的研究领域、研究热点、学术地位、有影响力的相关文件；历年来查新报告档案等。然后将各中心的知识库汇集形成知识仓库。同时，还应有意识地聘请一些专职或兼职的专门咨询人员，建立专家库，对分中心内外的知识和人员进行综合管理、优化整合、合理配置。知识仓库存储了各分中心内部、外部的显性知识和隐性知识，为行业内查新人员工作中的知识创新提供良好的氛围和便利条件，使查新人员的知识得到积累和创新。

2. 提供一个平台，提高检索中心的整体水平

在知识仓库的大平台上，各分中心共同处在一个有形或无形的组织中，从而有利于形成一个良好的学习型组织，通过对组织内的显性知识和隐性知识的整理、组合与挖掘，学习和交流，在组织内部实现共享和应用，使隐性知识得以流动与转化，隐性知识只有在沟通、分享与共享的情况下才能快速增长成显性知识或无形资产。在大平台上，各类信息快速地相互传递，为各类信息分析提供了必要的信息保障。查新人员可通过网络进行技术交流，向其他分中心的专家咨询难题，不同部门的查新人员还可通过网络进行合作研究，消除了时间、空间上的距离。该平台利用集体智慧提高了整个检索中心对信息多样的应变能力和中医药科技查新的整体水平和创新能力。

3. 建立知识通道

如果各检索中心的工作人员需要某类知识、需要咨询某位专家、需要参考本中心没有的相关资料或了解某一地区某领域的研究动态，均可通过知识通道快速、准确地获取。对于查新用户来说，能轻松获取其研究领域的动态和趋势，各检索中心可以与查新用户建立一种长期、稳定的情报追踪、定制服务。

4. 创造知识环境

要实施知识管理，就要营造一个利于促进知识共享，鼓励知识创新的知识环境。知识环境包括技术环境、人文环境、行为准则和激励体制等。

技术环境要求具备网络通信、电子等设备和技术的支持，将计算机技术与信息技术结合起来，使知识资源快速地流动和共享。同时，要积极研发、应用智能化软件辅助系统，实现信息分析的技术手段、分析方法的系统化集成，以提高信息分析能力，优化分析成果。人文环境就是要建立起适应知识管理的文化及行为模式，在这种环境内，人们相互信任，关系融洽，畅所欲言，气氛轻松，思想活跃，使查新人员自觉、充分地发挥个人的聪明才智。

建立人性化的规章制度和有效的激励机制，倡导团队协作精神和创新精神，鼓励查新人员提供自己的隐性知识与大家共享，减少隐性知识交流与共享的障碍，让个人头脑中的智慧和经验转化为共有的显性知识资源，其他人员在充分共享这些知识的同时也进一步将其转换为个人的智慧，从而形成一个知识积累呈螺旋式上升、知识创新不断推进的良性循环过程。

综上所述，知识管理是一门实践性很强的学问，将知识管理的理念应用在中医药科技查新中，让知识从积累到重用、达到知识创新，以促进中医药事业的进步、发展，是我们的最终目的。

二、科技查新的定义及基本术语

（一）查新的定义

1. 科技部对科技查新定义

1992 年 8 月《科技查新咨询工作管理办法》（征求意见稿）中的定义：科技情报查新工作

是指通过检索手段，运用综合分析和对比等方法，为科研立项、成果、专利、发明等评价提供科学依据的一种情报咨询服务形式。

1993年3月《科技查新咨询工作管理办法》（试行稿）中的定义：查新工作是指通过手工检索和计算机检索等手段，运用综合分析和对比方法，为评价科研立项、成果、专利、发明等的新颖性、先进性和实用性提供文献依据的一种信息咨询服务形式。

1994年6月《科技查新咨询工作管理办法》（讨论稿）中的定义：查新工作系指通过手工检索和计算机检索等手段，运用综合分析和对比方法，为评价科研立项、成果等的新颖性和先进性提供事实依据的一种共众性信息咨询服务工作。

2000年12月《科技查新规范》中的定义：科技查新（简称查新），是指查新机构根据查新委托人提供的需要查证其新颖性的科学技术内容，按照本规范操作，并做出结论。

2003年《科技查新规范》（修订稿）中的定义：查新，就是科技查新的简称，是指查新机构根据查新委托人的要求，按照本规范，围绕项目科学技术要点，针对查新点，查证其新颖性的信息咨询服务工作。

2. 卫生部对查新的定义

1997年12月，卫生部科教司、卫生部医学信息工作管理委员会印发的《〈卫生部医药卫生科技项目查新咨询暂行规定〉实施细则》中的定义：卫生部查新咨询工作是医学情报人员以高水平文献检索为基础，经反复深入筛析、鉴别确定密切相关文献，运用多种方法进行国内外对比分析，为卫生部科研立题、成果评审等科技活动的新颖性评价提供科学依据的情报咨询服务。另指出：它与一般文献检索不同，不以提供可能相关文献目录为目的，而是以提供新颖性评价为宗旨。

3. 教育部和国家中医药管理局对查新的定义

教育部和检索中心采用科技部统一的查新定义。

（二）主要基本术语

（1）查新机构：指被科技部、卫生部、教育部等其他行业部委授权或认证的具有查新业务资格的机构。中医药行业的查新机构是指由国家中医药管理局和省/市中医药管理局或被两者授权的查新机构认证具有查新业务资格，根据查新委托人提供需要查证其新颖性的科学技术内容，按照本规范操作，有偿提供科技查新服务的信息咨询机构。

（2）查新项目：指被查证（待查证）的科学技术项目。

（3）查新点：指需要查证的内容要点。

（4）新颖性：指在查新委托日以前查新项目的科学技术内容没有在国内外出版物上公开发表过。

（5）查新要求：指查新委托人对查新所提出的具体愿望。一般分为以下四种情况：①希望查新机构通过查新，证明在所查范围内国内外有无相同或者类似的研究；②希望查新机构对查新项目分别或综合进行国内外对比分析；③希望查新机构根据分析，对查新项目的新颖性做出判断；④查新委托人提出的其他符合查新原则的愿望。

（6）查新委托人：指提出查新需求的自然人、法人或者其他组织。

（7）查新人员：指参与查新工作的人员，包括管理人员、查新员、审核员、其他技术辅助人员及查新咨询专家。

（8）查新员：指具有相关学科或生物医学、中医学、中药学的学科背景，情报学基本知识及专业信息服务经历，掌握中医药理论和学科专业知识、中医中药文献标引知识和分类方法，具有本科（含）以上学历或中级（含）以上专业技术职称和查新资格，负责查新全部过程的查新人员。

（9）审核员：指具有相关学科或生物医学、中医学、中药学的学科背景，丰富的情报学知识，以及多年专业信息服务经历，掌握中医药理论和学科专业知识、中医中药文献标引知识和分类方法，具有硕士（含）以上学历或高级专业技术职称、查新资格，有 3 年或 3 年以上查新工作经历，负责审核查新员所做的查新工作是否规范，并向查新员提出审核意见的查新人员。

（10）查新咨询专家：指从各学科专业的教学科研人员中聘请，具有高级职称，有所从事学科专业广泛的知识和较深的造诣，为查新机构提供查新咨询服务的同行专家。

（11）查新合同：指查新委托人和查新机构约定，由查新机构处理查新委托人的查新事务的合同。

（12）查新报告：指查新机构用书面的形式就其处理的查新事务和得出的查新结论向查新委托人所做的正式陈述。

三、科技查新的性质

查新主要服务于科研立项、科技成果鉴定或评定及转化、新药报批、专利申请等方面，是科学研究与科技管理的重要组成部分，具有科学性、技术性和政策性。查新既不同于文献检索，也有别于专家评审。

1. 查新与文献检索的区别

文献检索是针对委托人需要查找的指定文献或一定范围内的文献，只提供查找出的文献或文献索引，对查出的文献不作分析。目的是为委托人提供文献依据。

查新是文献检索与文献及相关信息分析相结合的信息研究工作。它以文献为基础，以文献检索为手段，以查新项目的科学技术要点及检出的相关信息为依据，通过运用文献对比、综合分析等情报学研究方法，对查新项目的新颖性做出判断，撰写具有参考价值的查新报告。目的是为科研单位、部门、评审机构提供鉴证依据。因此，查新有较严格的年限、范围和程序规定，有查全、查准，尤其是查准的严格要求，要求给出明确的结论。查新结论具有鉴证性，还具有一定的政策性和技术法律责任，这些都是文献检索不具备的。

两者的关系是：查新咨询离不开文献检索；查新咨询要求高水平检索；文献检索代替不了查新。

2. 查新与专家评审的区别

专家评审是专家本人根据自己的学科和专业知识、实践经验及相关信息对科研项目的先进性、科学性、实用性等方面做出审查及评价。但专家评审容易受学科专业局限、信息不全、主观判断、地位关系、权威意见等方面的影响。

查新可为评审专家提供文献分析及查新结论，是间接为科研立项、成果鉴定与评审、成果转化等提供帮助的信息咨询服务。因为查新结论完全以客观的文献内容为依据，又有一整套严格的法律法规、规章制度、规范程序和奖惩规定约束，能较好地保证独立、客观、公正、准确。因此，将专家评审与查新业务结合起来，相互补充，就能准确、客观地评价科技项目，为科技主管部门提供具有科学价值的参考依据。

四、科技查新的作用

查新是为科研立项，科技成果鉴定、评审及转化，新药研发与报批，专利申请等提供客观的依据。因此，查新对科学研究、科技开发及促进技术市场发展都发挥着重要的作用。医药卫生科技查新的作用主要体现在以下几个方面：

1. 为科研立项提供依据

课题立项前，为避免低水平、重复性研究，研究者和科研管理部门需要针对所立项目的目的、主要内容、技术路线、技术指标等方面是否具有新颖性做出评估和判断。为此，需要查新机构提供对所立项目的查新报告。

通过查新了解国内外相关或密切相关的科学技术发展水平、研究方向、研究进展及发展动态，为判断所立项目是否具有新颖性提供立项的客观依据。

2. 为科技成果鉴定、评审及转化等提供依据

科技成果鉴定、评审之前，科研管理部门需要对该成果的创新性进行评估，判断科研成果在国内或国外相同或类似研究中的技术水平、先进性、创新点，需要查新机构提供查新报告。

通过查新可了解国内外是否有同类或类似研究及其研究的深度、广度及进度，用以比较成果的创新性、领先地位及研发水平，为鉴定、评审、奖励提供客观依据。查新报告还能为科技成果的转化提供客观依据。

3. 为新药研发与报批提供依据

新药研发立项、报批前，相关管理部门需要研发机构提供查新报告，以此作为立项或审批的重要参考依据。

通过查新可以了解国内外是否有同类药品已经研究开发，其研究开发进展如何，是否通过认证，上市的国家、地区及国际性或区域性的组织。

4. 为专利申请提供依据

申请专利前，通过查新可以了解国内外是否有相同产品已经申报了专利、已申请专利保护的权限要求、批转专利的国家、专利期限等情况；还可了解是否有类似产品申请专利，在技术性能及指标等方面有无区别。查新可为委托人申报专利提供参考依据。

五、科技查新遵循的原则

根据科技部《科技查新规范》，查新活动中的有关各方，包括查新委托人、查新机构及查新咨询专家在查新过程中都应当遵循自愿原则，依法查新原则，独立、客观、公正原则和其他原则。

（一）自愿原则

查新委托人有权选择查新机构；查新机构有权接受或者拒绝查新委托。
查新机构有权选择查新咨询专家；专家有权接受或者拒绝担任查新咨询专家。

（二）依法查新原则

从事查新的机构应当是具有查新业务资质的信息咨询机构。

查新机构承办的一切查新业务都应当在法律、法规规定的范围内进行。

涉及查新有关各方的行为活动应当遵循《科技查新机构管理办法》和《科技查新规范》。

对于因违法违纪不适宜继续执业的查新人员，查新机构应当按照法律、法规、规章和机构章程予以解聘或除名。

(三) 独立、客观、公正原则

1. 独立原则

查新机构、查新员、查新审核员、查新咨询专家应当与查新项目无利害关系；查新机构应当独立处理查新业务；查新咨询专家应当独立地向查新机构提供查新咨询意见。

2. 客观原则

查新机构应当依据文献，客观地为查新委托人完成查新事务。查新报告中的任何分析、技术特点描述、每一个结论，都应当以文献为依据，符合实际，不包含任何个人偏见。

3. 公正原则

查新机构应当公正地为查新委托人完成查新事务；查新机构不可因收取查新费用而偏袒或者迁就查新委托人；查新咨询专家也不能因收取查新咨询费用而迁就查新机构。

(四) 其他原则

其他原则包括查新机构在受理查新业务时应当遵循的原则、查新机构在委派查新员和审核员时应当遵循的回避原则、查新咨询专家的选择原则、确定检索年限和方法的一般原则、查新收费原则、订立和履行查新合同的原则、解决查新争议的原则等。

第二节　科技查新流程

一、受理程序

受理查新程序从查新委托人表达查新意愿到以委托单或合同的形式将查新项目的技术要点和查新点确定为止。

1. 查新委托

查新委托人，又称用户，指提出查新需求的自然人、法人或者其他组织。委托人可以亲自到查新机构或者通过邮件、电话等方式申请查新。委托人必须具有自我判断待查新项目是否属于查新范围，并且提交必需的科学技术资料及有关材料，其中包括查新项目的科学技术资料、查新项目的技术性能、指标数据、国内外相关的科学技术背景资料、参考文献、关键词等。委托人具有自主选择查新机构的权力，应当保证查新机构的独立性，不得向查新机构施加倾向性影响或干涉查新活动，不得弄虚作假或侵犯他人的知识产权。查新委托人应当向查新机构支付相应的报酬，可以拒绝支付查新合同上商定费用以外的其他一切费用或者有价之物。如果委托人提供的资料和有关证明有虚假内容，所产生的一切后果由其承担法律责任。

2. 接待

查新机构可以根据自己的具体情况直接接待委托人或通过邮件、电话接待查新申请。在查新集中的高峰期，可选择专人接待查新，再根据项目的内容结合查新员的专业背景确定查新员完成查新报告。在接待中，查新机构应该做到判断待查新项目是否属于查新范围及受理范围，确定查新员和查新审核员。初步审核查新委托人提交的资料，初步判别查新项目的新颖性，判断查新委托人提出的查新要求能否实现，确认能否满足查新委托人的时间要求，对于不能明确列示查新项目的查新点，不能出具与查新内容相关的技术资料的查新申请可以拒绝。

3. 订立查新合同（委托单）

若接受查新委托，查新机构按照《科技查新规范》的关于查新合同的要求与查新委托人订立查新合同，即填写委托单。委托单是委托查新项目的要点说明书，是查新员进行查新检索的依据。委托单一般应包括以下内容：查新项目的题目、主要技术要点、查新点（创新点）、查新目的、中英文关键词、委托单位的名称、详细地址、电话、邮政编码、邮箱地址、委托人的姓名、收费金额等。委托单填好双方认可后，宣布查新合同生效（委托单见附件一）。

二、检索程序

检索是从众多文献中查找并获取所需信息的过程和方法，目的是按查新要求获取相关文献。

1. 对查新员的要求

检索过程基本上是由查新员负责完成的，检索的结果与查新员的素质密切相关。所以查新员必须熟悉《科技查新机构管理办法》和《查新规范》；具有较扎实的中医药学及生物医学知识、情报学基本知识及信息服务经历，熟悉查新判断、分析的原则与要点，能对收集到的相关文献进行分析、整理与综合提炼，具备从事查新工作的能力；接受过有关科技查新或中医药科技查新的正规培训，具有查新员资格；具有一定的外语和计算机水平及良好的职业道德；本科（含）以上学历，或具有中级（含）以上专业技术职称。

2. 确定检索的信息资源

根据查新项目的内容、性质和查新要求选择合适的信息资源。在选择检索系统时，应当考虑其功能、提供的数据库、价格、易用性等因素。

（1）中医药科技查新中必查的信息资源（可根据查新内容选择）：中国中医药文献数据库、中国生物医学文献数据库、中文生物医学期刊文献数据库、中国期刊全文数据库（CNKI）、MEDLINE/PubMed、中国专利数据库、美国专利数据库、中国医药科技成果数据库。

（2）选检资源：中国医药产品数据库、非处方药 OTC 数据库、中药新药品种数据库、国家中药保护品种数据库、国家基本药物数据库、方剂现代应用数据库、国家食品药品监督管理局网站、保健品网站、Clinical Trials、美国国立医学图书馆 Gateway、其他相关数据库、国家图书馆联机公用目录、网络信息等。

3. 确定检索范围和方法

检索文献的年限应当以查新项目所属专业的发展情况和查新目的为依据，一般应从查新委托之日前推 10 年以上，对于新兴学科、高新技术项目，前推年限可酌情缩短；对于较成熟的技术产品、工艺和专利查新等，前推年限应酌情延长；对于查新合同中另有约定的，按约定执行。检索结果过少时，扩大查找范围；检索结果过多时，缩小查找范围，但相关文献不得为零。

检索方法是指查找文献信息的具体方法，分为计算机检索和手工检索两种。为了提高查全率、查准率，缩短检索时间，提高查新效率，查新机构在选择检索方法时，应当根据查新委托人对检索的要求、查新项目所属学科特点和查新机构自身的检索条件等具体情况来确定，但应当以机检方法为主、手检方法为辅。

4. 制定检索策略

制定检索策略就是对检索的全面策划，在操作上主要指选择信息资源和检索词，编制检索式。制定检索策略要充分兼顾查准与查全，为查新结论的全面性、公开性和权威性提供保障。制定检索策略的基本要求是：尽可能准确地表达查新委托人的信息需求，以期获得满意的检索结果，并尽可能节省联机时间，降低检索费用。在制定检索策略时，应当做好以下几项工作：①分析查新委托人的信息要求，确立检索目标。②对检索项目进行主题及概念分析。③在分析查新项目的主题类型、主题结构的基础上，对具有检索意义的主题概念进行提炼和取舍。④选择检索词。注意所选检索词的全面性、专指性和一致性。⑤编制检索式。检索式必须准确反映检索提问的主题内容，适应所查数据库的索引体系和检索用词规则，符合检索系统的功能及限制条件的规定。

检索后通过查看文献检索结果数量的多少或相关程度的高低，可以评价检索策略的好坏。在文献检索实际工作中，常常会出现检索结果不理想，还需要进行检验和调整。因此，要正确分析误检、漏检原因，及时调整策略。

三、撰 写 程 序

在全面、准确检索的基础上，对比相关文献与查新项目的技术要点和查新点，得出新颖性的判断结论。查新报告的每一句话、每一个数据，都要以文献为依据，完全符合实际，不包含任何个人偏见，做到独立、客观、公正。

1. 相关文献

对检索结果（检出的与查新项目相同或类似的文献、专利、成果、公报等）进行简要描述，选择检索结果中与查新项目技术路线或查新点相关的文献，按照与查新项目的相关程度分为密切（主要）相关文献和一般相关文献。列出全部密切相关和代表性相关文献，这样可以较全面地反映与查新项目有关的文献情况。

2. 查新结论

对密切相关文献应逐篇进行简要描述，一般相关文献可根据情况仅列出题录和文摘，并与查新项目的科学技术要点逐一对比分析。查新结论是查新报告的精髓，是在全面掌握大量相关信息的基础上进行综合分析与判断的结果，是查新人员代表查新机构对项目依据文献进行的评价，应站在第三方的角度用第三人称撰写。报告中的任何分析、科学技术特点描述、结论必须以客观事实和文献为依据，不包含任何个人偏见，做到分析有理有据。文字表述客观、公正、准确、清晰、不误导，采用描述性写法，不得使用含义不清、模棱两可的词句，使用规范化术语，文字、符号、计量单位符合标准规范。

四、审 核 程 序

查新员完成查新报告后，将全部材料包括委托单、查新项目材料、检索单、报告初稿等交给审核员审核。审核员是指具有生物医学、中医药学的学科背景，丰富的情报学知识，以及多年专业信息服务经历，掌握文献标引知识和分类方法，具有硕士（含）以上学历或高级专业技术职称，具有查新资格并从事查新工作3年以上，具有较高的外语和计算机水平，能对收集到的相关文献进行分析、整理与综合提炼，负责审核查新员所做的查新工作是否规范，并向查新员提出审核意见的查新人员。审核员负责审查查新员所进行的查新程序是否规范，查新员确定的检索工具、所选的数据库是否合适，检索词是否恰当，检出的文献是否为同类研究文献，相关文献是否具有可比性，检索出的文献是否齐全，对文献提出的判断是否正确，查新结论是否客观准确，查新报告是否规范，并向查新员提出审查意见。

五、提交程序

审核员审查查新报告合格后，按照查新委托签订的提交报告日期，将完整的查新报告交与查新委托人。

六、归档程序

查新档案大体上分为文书档案和项目档案两大类。

1. 文书档案

文书档案包括上级下发给查新机构的各种有关查新的办法、规定、规范、细则等，查新机构制定的各种有关查新的规章制度，查新机构的年检材料和查新工作总结，查新项目登记簿，查新咨询专家数据库和有关业绩材料，以及查新人员在工作中所获成果、发表的著作和论文等有关资料。

2. 项目档案

项目档案包括查新合同、查新报告、查新项目的主要科学技术资料、查新咨询专家的书面咨询意见、查新人员的工作记录等。

第三节 查新报告的内容

一、查新报告的内容要点

查新报告是查新机构用书面形式就查新事务及其结论向查新委托人所做的正式陈述。查新机构应当在查新合同约定的时间内向查新委托人出具查新报告（格式见附件二）。其内容包括以下几方面：

（一）委托人项

委托人项包括查新报告编号，查新项目名称，查新委托人姓名、单位名称、地址、邮政编码、电话，查新完成日期，查新单位盖章，置于报告首页。

（二）项目内容项

项目内容项包括项目名称，科学技术要点、技术参数或指标、应用范围，查新点、关键词与查新要求。这是委托人要求查证并经查新人员认同的条款，是查新结论的参考系统，应作为查新报告的重要一项加以记录。

（三）检索项

检索项包括主题词、分类号，选定检索的信息资源，检索范围，检索策略和检索式，这些是复检的依据，应该作为查新报告的结构认真记录。

（四）检索结果项

检索结果指检出的与查新项目相同或类似的文献、专利、成果、公报等，分为密切（主要）相关文献和一般相关文献。一般来说，科研人员本人或本项目组已经发表的论著不能作为相关文献（可以单独列出文献目录），综述、述评类文献不能作为相关文献。一般按国外、国内文献、专利、成果、公报的顺序分别按照索引格式原样依次列出。

（五）查新结论

这是查新报告和委托者最终所需的结构项，也是具有认证效力的最关键一项，应在查新报告中单独列出。

（六）责任项

责任项包括查新员、审核员、查新机构、查新章和查新日期等，这些参数具有档案属性，也是查新报告不可或缺的结构项。

以上六项有机结合，加上附件一起构成完整的查新报告。

二、查新报告的新颖性

新颖性是指在查新委托日之前所查项目的科学技术内容部分或全部没有在国内外刊物上公开发表过。

新颖性是一个相对变化的概念，根据委托人提供的查新项目的查新点，通过一定范围的文献信息查询，将检索结果与查新项目的查新点对比分析，从而判断查询项目的新颖性。因此，查新的新颖性是一个动态的概念，其变化条件取决于信息采集与分析的查新过程，起决定作用的是必须有全面的信息支持和科学的分析方法。

（一）新颖性判断原则

查新的目的是确定查新项目是否具有新颖性，判断原则主要包括以下几方面：

1. 相同排斥原则

如果项目的科学技术领域和目的相同，技术解决手段实质相同，预期效果相同称为相同项目，应采用相同排斥原则。也就是说，查新项目与检出的相关文献存在科学技术领域和目的相同，技术解决手段实质相同，预期效果相同，那么，该查新项目缺乏新颖性；反之，则新颖性成立。

2. 单独对比原则

将查新项目的一个查新点与已公开报道的一篇文献的相关内容或技术要点进行单独对比，不得将一个查新点与几篇对比文献的内容或技术要点组合进行比较，也不要求一篇文献覆盖所有的查新点才能比较。

3. 具体（下位）概念否定一般（上位）概念原则

在同一科学技术主题中，具体（下位）概念的公开可使一般（上位）概念的查新点丧失新颖性。例如，相关文献公开某产品是"用铁制成的"，就使"用金属制成的同一产品"的查新项目的新颖性丧失。反之，一般（上位）概念的公开并不影响具体（下位）概念的查新点的新颖性。例如，相关文献公开某产品是"用金属制成的"，并不能使"用铁制成的同一产品"的查新项目的新颖性丧失。

4. 突破传统原则

突破传统原则通常用于数值范围的判断，主要是指：若在现有技术中公开的某个数值范围是为了告诫所属技术领域的技术人员不应当选用该数值范围，而查新项目却正是突破这种传统而确立该数值范围，那么，该查新点具有新颖性。

5. 文献公开时间为先原则

文献公开时间（包括国内外文献、专利、新药审批、成果公布等）为先原则是指委托人发表的与查新项目相关的文献与检索出的他人相关文献在公开时间上进行对比，如果两个文献的实质内容相同，则公开时间早的文献否定公开时间晚的文献。

（二）新颖性分析方法

新颖性分析包括学科和专业属性分析、技术研究现状分析、国内外信息对比分析和查新项目查新点的具体分析。

1. 从学科和专业属性分析

科学研究是建立在一定的理论基础和实验方法之上的，相关学科的理论基础和实验方法是科学技术项目的创新来源。无论是科研立项查新、科研成果查新，还是专利或新药申报等方面的查新项目，都有它的学科和专业属性。所以，首先要分析查新项目的所属学科及其相关基础理论、研究方式或技术方法，找到项目的所属和源头，就能发现新颖性。

2. 技术研究现状分析

技术研究现状分析是关于同类研究技术总体特点与水平的分析。它以全面、准确检索出的相关文献为依据，根据查新项目的技术内容，对比相关文献与查新项目技术要点的异同、研究程度、技术方法等，可初步判断新颖性。

3. 国内外信息对比分析

分别将国内、国外信息与查新项目的查新点进行对比分析，初步宏观判断查新项目新颖性的宏观特征。

4. 查新项目查新点的具体分析

在把握查新项目的新颖性宏观特征后，针对查新项目的每个查新点，进一步深入其具体层面分析对比。

三、查新报告的质量控制

（一）查新项目的科学技术要点与查新点的分析与把握

项目的"科学技术要点"可理解为项目的"主题"，应充分反映出查新项目的概貌，具体内容包括项目所属技术领域、要解决的技术问题、解决其技术问题所采用的技术方案、主要技术特征、所达到的技术效果及成果应用情况。

查新点，也就是查新项目需查证的创新点，具体是指与现有技术相比，体现某项目新颖性与先进性的技术特征点。应从"科学技术要点"中提取，通过与用户讨论、反复研读全部项目材料和查阅参考资料，透彻地理解和把握项目的关键内容，将需要查新的内容进行分解，条理清晰地、准确地逐条列出，一般可列出数条查新要点，依据查新点确定检索词、制定检索策略、选择检索范围等。

（二）文献检索

检索质量控制可以从检索的全面性、准确性两方面进行。查新检索是针对查新项目科学技术内容的新颖性进行检索，具有较高的文献查全率要求，受查新要求点分析、检索标识、检索范围、检索时限、检索方法、检索途径、检索结果的检验与调整等因素影响。为提高查新率，需要针对检索出的文献逐一进行相关性分析，并根据查新项目的查新点与文献的符合程度，对相关文献进行分析。检索中应注意：检索用词不应受委托方的局限或误导；注意检索工具和检索时限的补充与回溯；检索策略应反复调整、试检；注意不同数据库的截词符和屏蔽符的区别；注意补充相应的网络检索资源。另外，检准率也取决于查新人员的检索技能，如数据库运用的熟练程度、检索语言的转换能力、检索结果相关性判读水平及相关的专业知识等主观因素。因此，控制查新检索的准确性就要提供查新人员的信息资源利用能力和专业技术水平。

（三）查新检索结果的对比分析

对检出的文献，针对"查新点"，结合"技术要点"进行新颖性判断，要逐点逐项进行比较：在认真阅读、领会密切相关文献和把握整体、突出要点的基础上，对照查新要点，按照各种内容和技术要素，逐项分别进行对比分析。如果发现查新项目与检索出的文献密切相关，要对比该项目的该要点是否仍有别人没有做过的地方，或对已有研究有重要改进，包括对整个工艺过程众多环节中某一或某些环节有重要改进，或其中哪些部分已有人做过或没有人做过，还要进一步检查时间、地理等方面是否进行对比，如是否比较了两者在文献发表、成果公开、药品批准上市等方面的时间排序、地理位置差异等。控制对比分析质量就是多方位地审视查新点与检出文献两者之间的相关度。

（四）查新结论的客观性、公正性、准确性

查新结论包括的主要内容有检索结果与查新点总括性对比说明、新颖性认定的总结语。列出检出文献的原始面目，结论以客观文献为事实依据，撰写时应注意：围绕查新点和技术要点，做直截了当的对比性结论；每个论点都应有文献依据；采用如实描述性写法，不得使用含义不清、模棱两可的词句；对查新点分别逐条给出对比结论，不夹杂查新人员的个人偏见。

（五）查新报告的表述层次规范性与简洁、流畅性

行文简洁，措辞严谨，词语规范，文字、符号、剂量单位应当符合国家现行标准和规范要求。

四、查 新 争 议

（一）解决查新争议的原则

解决查新争议的原则是指以事实为依据，以法律为准绳的原则；以政策为指南的原则；在适用法律上一律平等的原则。

（二）解决争议的方法

解决争议的方法有和解、调解、仲裁、诉讼。

附一　科技查新委托单

国家中医药管理局中国中医药文献检索中心

查新编号：CX-委托日期：　　年　月　日

查新项目名称	中文			
	英文			
委托人	机构名称			
	通信地址			
	邮政编码	电子信箱		
	负责人	电话	传真	
	联系人	电话1	电话2	
查新机构	机构名称			
	通信地址		邮政编码	
	联系人	电子信箱		
	传真	电话		

查新目的：

查新项目的科学技术要点（具体内容包括：项目研究背景及国内/国外情况简述；项目研究的主要内容；要解决的技术问题，解决其技术问题拟/已采用的技术方案或方法；主要技术特征；所达到的技术效果及应用情况等。）

续表

查新点（即查新项目的创新点，反映项目的独创特点和标志效果；可从上面填写的"查新项目的科学技术要点"中提取，一般不超过4点。）

检索词（包括规范词、关键词、各种同义词、近义词、全称及缩写；化学物质名称、分子式及结构式；物种拉丁名；专利名称、专利号等。）

中文

英文

委托人提供的资料（查新委托人应声明查新项目中的保密内容，并保证查新项目无任何知识产权纠纷，保证提供的资料必须真实，否则责任自负；同时，查新机构不得擅自披露、使用或向他人提供、转让查新项目的技术秘密，在完成查新报告后必须将项目材料归还给委托人。）

（一）项目材料

□开题报告□立项申报材料□研制报告□总结报告□成果申报表□专利说明书

□产品样本□检测报告□用户报告□技术报告□可行性报告□报奖材料

□其他（请注明）：

（二）项目组已发表的相关论文或已申请的专利：

（三）与本项目有关的参考文献：

查新费用及支付方式

红章报告份数：＿＿（份）（一般只提供1份；如要多份则需另加收费用）

约定提交查新报告日期：　　年　月　日　取查新报告日期：　　年　月　日

费用：￥元（付款日期：　　　　）

支付方式：现金/支票/转账

费用	查新费	加急费	其他	总计

本中心网站：

开户行：　　　　　户名：　　　　　账号：　　　　　用途：　　　　　查新费

查新委托人：　　　受理人：

附二 中医药科研项目查新报告书

编号：CX

项目名称：

委托查新单位：

委托查新人：

联系电话：

通讯地址：

邮政编码：

委托查新日期：

查新单位（盖章）：

完成日期：

一、项目内容及技术要点

项目名称：

关键词：

取自委托单检索词栏目，如规范词、关键词、各种同义词、近义词、全称及缩写；化学物质名称、分子式及结构式；物种拉丁名；专利名称、专利号等。

查新项目的科学技术要点：

内容取自委托单的科学技术要点栏目，一般以第一人称撰写。

主要包括技术领域，解决的技术问题（目的）、技术方案、实施效果和主要用途，突出重点和标志性效果，所有观点应有材料支撑。字数一般控制在 300～500 字为宜。

查新点：

内容取自委托单的查新点栏目，即查新项目的创新点，反映项目的独创特点和标志效果。可从委托单的查新项目的科学技术要点中提取，一般不超过4点。

要求查找国内外与本课题相关的文献报道，并根据检索结果做出对比性结论。

续表

二、文献检索范围及检索策略

列出数据资源名称、检索范围和年限、文档、检索式。

（一）国外部分：

（二）国内部分：

三、检索结果

描述命中的相关文献情况。

列出相关文献。

四、查新结论

用第三人称撰写，应包括：

文献对比分析。

结论。

语言简洁、准确。

查新人：　　　　技术职称：

审核人：　　　　技术职称：

查新机构名称（科技查新专用章）200　年　月　日

五、查新员、审核员声明

1. 报告中陈述的事实是真实和准确的。

2. 我们按照科技查新规范进行查新、文献分析和审核，并做出上述查新结论。

3. 我们获取的报酬与本报告中的分析、意见和结论无关，也与本报告的使用无关。

查新员（签字）：　　年　月　日

审核员（签字）：　　年　月　日

六、附件清单

提供给委托人的除报告本体以外的所有资料，包括密切相关文献的原文复印件，一般相关文献的文摘等。将附件按相关度排序编号、填写。

七、备注

参 考 文 献

霍仲厚，刘胡波．2005．医药卫生科技查新教程．北京：军事医学科学出版社．

第四章 面向临床的情报服务和循证
医学最佳证据

面向临床的情报服务，指情报研究人员通过对现有电子资源及文献资料的收集、分析、整理，为临床医生提供用于辅助决策的临床最佳证据。面向临床的情报服务以协助临床医生解决临床问题为目标，以提供循证医学证据为服务内容，以循证医学（evidence-based medicine，EBM）、系统评价（systematic review，SR）和 Meta 分析为最基本、最常见的研究方法。

循证医学就是遵循证据的临床医学，其起源可追溯到 19 世纪中叶的法国巴黎或更早时期。1996 年，世界著名流行病学家 David Sackett 教授提出循证医学的基本概念为"谨慎地（conscientious）、明确地（explicit）、明智地（judicious）应用当前最佳证据就如何对患者进行医疗做出决策"。这一定义强调医师对患者的诊断和治疗必须基于当前可得到的最佳临床研究证据，结合医师个人经验，并尊重患者的选择和意愿，三者缺一不可，从而保证患者得到最好的治疗效果。

近年来，循证医学研究开展得越来越多，已经发展成一个重要的研究领域。

第一节 相关概念

(一) 循证医学最佳证据

所谓最好的研究证据，一般是指应用临床流行病学的原则、方法及有关质量评价标准，经过认真分析与评价，获得最新、最真实、可靠且有临床重要应用价值的研究成果（或称证据），指导临床医疗实践，从而找到更敏感、更准确的疾病诊断方法，更有效、更安全的治疗手段，以及更方便、更价廉的疾病防治办法。除了要强调临床医生需要根据外部临床证据来做出医疗决策以外，循证医学要求医生有熟练的诊疗技术、丰富的临床经验，能够应用最新、最好的科学研究依据和全世界各地临床医生所积累的临床经验，迅速地对就诊患者的健康状况做出评价，提出可能的诊断及治疗方案。此外，医生还要根据就诊患者的特殊情况，针对每个人患者就医选择、疾病关心程度及治疗手段期望的不同，而采取不同的治疗措施。医生任何诊治决策的实施，都必须得到患者的接受和合作。发挥患者在治疗中的作用，是成功实践循证医学的关键之一。

在过去，人们总是以前人的经验为基础，凭个人体会和从书本杂志中获取的信息来指导临床实践。20 世纪 80 年代以来，人们发现动物试验不能代替人体实验，越来越多的人体大样本随机对照试验（randomized controlled trial，RCT）结果发现一些理论有效的治疗实际无效或弊大于利；另一些似乎无效的却被证实有效。于是人们开始思考经验治疗的局限性。RCT 在医学上的广泛开展可与显微镜的发明相媲美，20 世纪 60 年代临床 RCT 还十分少见，现已普遍接受；联合多中心 RCT 基础上进行系统评价（或 Meta 分析），减少了各种偏倚和随机误差，得出的结论更为可靠。随着 RCT 和 Meta 分析的普遍应用，EBM 得以实现，使临床医师能够在有限的时间内采取最好的证据，最大限度地回答临床中的问题。通过表 4-1 可比较传统医学与 EBM 的差别。

(二) 系统评价

所谓系统评价，是指全面收集某一相关问题的临床研究文献，并进行科学、严谨的评价和分析，必要时进行定量合成的统计学处理，从而得出综合结论的过程。系统评价的科学价值，在于用一些系统的方法来尽可能地减少单个研究可能存在的偏倚和随机误差；同时，它将所有单个的临床研究汇总在一起，增大了样本量，增强了检验效能，得出的结论更加可靠。高质量的系统评价结果与高质量的大样本多中心临床试验一样，已被循证医学专家列为最高质量级别的证据，并开始作为各国制定临床指南的证据基础。系统评价可用于鉴别、判别和提炼假说，认识和避免以前工作的误区，以确定进一步的研究方向。

据统计，全世界共有 2 万多种生物医学杂志，每年约有 200 多万篇医学论文发表，同样的研究所得结果却迥然不同，使得决策者很难做出判断。这就是系统方法擅长解决的问题。1971 年两位美国学者 Light 和 Smith 提出，应当在全世界收集对某一病种各种疗法的小样本、单个临床研究试验结果，对其进行系统评价和统计分析，将尽可能真实的科学结论及时提供给临床工作者。1979 年英国临床流行病学家 Archie Cochrane 提出系统评价的概念，并发表了激素治疗早产妊娠女性降低新生儿死亡率随机对照试验的系统评价，对循证医学的发展起到了举足轻重的作用。

目前，指南使用的许多一级证据都来自大型的"荟萃分析"。以肝病为例，目前多数较新的指南，如欧洲肝病学会（European Association for the Study of the Liver，EASL）关于肝癌及慢性乙型肝炎等疾病的临床实践指南，均采用了 GRADE 证据分级推荐意见，即高等级证据是来源于大规模的多中心随机临床试验和系统评价。

第二节　中医药临床情报服务的情报源

目前，世界上有大量的医学研究证据来源，包括各种数据库（互联网在线数据库、公开发行的光盘数据库、循证医学中心数据库等）、期刊杂志、指南和专著等。

为了方便检索，本研究根据所要检索文献的类型，分类列举相应的检索源：

(一) 循证医学临床证据数据库

1. The Cochrane Database of Systematic Reviews（Cochrane Reviews）

The Cochrane Database of Systematic Reviews（Cochrane Reviews）是 The Cochrane Library 7 个资料库之一，为一个实证医学全文型资料库，制作单位为 The Cochrane Collaboration。

2. UpToDate

UpToDate 提供实时实证医学及临床医疗信息，UpToDate 被设计能快速回复医师们所提的临床问题，来协助医师们进行诊疗上的判断和决策。目前，UpToDate 收录了超过 6000 个主题资源，全部由 UpToDate 的主编和超过 3000 位的医师作者们执笔撰写，是由作者们浏览 peer-review 的期刊加上专业、经验和意见而成的。文献中附有图片，包括图表、X 线片、相片、影像档等，以及 MEDLINE 的引用文献摘要。

3. BMJ Clinical Evidence

BMJ Clinical Evidence（临床实证）是 BMJ 出版集团的产品之一，是一个不断更新的、有关常见临床干预影响实证的最佳资源。它提供病症的概述，以及用于该病症的预防和治疗干预手段的优缺点；强调支持特定干预手段的最佳可得实证，重在为患者带来最佳结果；涵盖了治疗和护理中所见到的最常见病症。

（二）临床指南专题数据库

临床指南的检索，通常需要选择常用的循证医学数据库，包括临床指南专题数据库和常规文献数据库。其中，临床指南专题数据库包括以下几个：

1. 美国国立临床诊疗指南数据库（NGC）

美国国立临床诊疗指南数据库（National Guideline Clearinghouse，NGC）是由美国卫生健康研究与质量机构（Agency for Healthcare Research and Ouality，AHRO）、美国医学会（American Medical Association，AMA）和美国卫生健康计划协会（American Associationof Health Plans，AAHP）于 1998 年联合创立的一个提供临床实践指南和相关证据的免费数据库，目前收录有来自全世界 310 个机构发布的 2400 余篇指南。

2. 英国牛津医学科学研究院指南（IHS Guideline）

英国牛津医学科学研究院指南网（IHS Evidence Synthesis）由健康科学研究所、曼彻斯特学术健康科学中心、临床实践研究中心、国家健康与临床评价研究院联合组建。该网络旨在将来自大曼彻斯特及其西北部地区的卫生研究人员、指南研发人员、政策制定者的有效证据综合汇总。本网络包含的主题包括多元化的健康和社会科学证据，而不是仅限于干预效果的系统评价，主要讨论多元化的证据综合及这种综合所面临的风险与问题。

3. 中国临床指南文库（CGC）

中国临床指南文库（China Guideline Clearinghouse，CGC）（http：//cgc. bjmu. edu. cn：820/）由中国医师协会循证医学专业委员会和中华医学杂志社共同发起建设，旨在收录中国医学期刊近 5 年内发表的临床实践指南，为临床工作者、管理机构和社会大众提供查询临床指南的平台。北京大学循证医学中心承担具体的技术工作。本网站的建设也得到了辉瑞制药有限公司公益项目的支持。它引用的指南文献均来自 CNKI 中国期刊全文专题数据库、中国科技期刊数据库（维普全文电子期刊）或万方电子期刊，并提供 pdf 版本文件的免费下载。

4. 医脉通

医脉通（http：//guide. medlive. cn/）诊疗知识库收录 7000 多种疾病，借鉴国外先进理念，结合国内医生的实际需求，设计出了以疾病为核心的知识库架构，遵循医生诊疗的实际过程，每一种疾病都有一个统一的标准框架，涵盖疾病的预防、诊断、治疗、预后整个过程，把和某种具体的疾病相关的最新研究证据、指南、病例、文献资料等有序地组织在一起，且不断更新，具有非常强的实用性。

5. 相关专业协会网站

美国胸科医师协会（ACCP）：http://www. chestnet. org/Guidelines-and-Resources。

欧洲呼吸学会（ERS）：http://www. ers-education. org/guidelines. aspx。

日本呼吸学会（JRS）：http://www. jrs. or. jp/home/modules/english/index. php？ content_id=15。

（三）常规数据库

常规数据库包括中文资料库及英文资料库，其各自又都有题录数据库和全文数据库两种。

1. PubMed

PubMed 为美国国家医学图书馆的美国国家生技信息中心（NCBI）所制作的生物医学相关文献的书目索引摘要型数据库，目前收录 1950 年以来约 1400 多万笔生物医学相关书目数据，并提供部分免费及付费全文链接服务，需要收费的全文，读者可自行与出版社接洽。

2. EMBASE

EMBASE 是国际著名出版公司 Elsevier Science 编辑出版的大型生物医学及药学文献书目数据库，与其相对应的纸本检索工具是 Excerpta Medica（荷兰《医学文摘》）的 41 种系列检索工具刊。EMBASE 收录了 1980 年以来世界 70 多个国家（以欧美为主）出版的 3600 多种期刊的医药文献题录和文摘，其中，药物信息的比重较大，累计文献量达 610 万篇，并以每年 42 万篇的速度递增，65% 以上的文献有英文摘要。

3. 中国中医药期刊文献数据库

中国中医药期刊文献数据库由中国中医科学院信息所研制，收录了 1949 至今有关中医药学内容的期刊文献信息。它涵盖了中国国内出版的生物医学及其他相关期刊千余种，包含中医药学、针灸、气功、按摩、保健等方面的内容，收录了 1949 年以来的中医药文献题录近 80 余万篇，其中 50% ~70% 附有文摘。

4. 中国生物医学文献数据库

中国生物医学文献数据库（CBM）由中国医学科学院医学信息研究所、图书馆开发研制，收录 1978 年以来 1600 余种中国生物医学期刊，以及汇编、会议论文的文献题录 530 余万篇，全部题录均进行主题标引和分类标引等规范化加工处理，年增文献 40 余万篇，每月更新。

5. 中国生物医学期刊文献数据库

中国生物医学期刊文献数据库（CMCC）由解放军医学图书馆编辑制作，该库收录了 1994 年以来中文生物医学期刊 1700 余种，累计期刊文献 450 万篇，每年递增 40 万篇，半月更新，一年出版 24 期光盘。

6. 中国医院知识仓库期刊全文数据库

中国医院知识仓库（CHKD）期刊全文数据库收录了我国公开出版发行的生物医学类专业期刊和相关专业期刊，整刊 1700 多种，部分刊 4800 多种。累计收录 1994 年至今的文献量达500 多万篇，每年新增 50 多万篇。

7. 维普医药信息资源系统（VMIS）

中文期刊知识库收录我国医学类、生物类专业期刊 1400 多种，相关行业期刊 860 多种。1989 年至今，累计文献量近 300 多万篇，网站数据每周更新。

8. 万方数字化期刊数据库

万方数字化期刊数据库是万方数据资源系统的重要组成部分，自 1998 年开发运作以来，已经收录了 2500 种科技期刊的全文内容，其中，绝大部分是进入科技部科技论文统计源的核心期刊，收录了 96% 的核心期刊。

第三节　常见临床问题及循证医学临床证据的种类

临床医生对患者的诊治过程是一个不断提出问题、寻找方法并解决问题的过程。在这一过程中遵循循证医学理念，根据医生的经验，将最佳证据和患者的实际情况结合起来，称为循证临床实践。在临床医生进行循证临床实践的过程中，遇到的问题可能有治疗药物的选择、疾病诊断、病因判断和预后判断等，不同类型的问题需要不同类型的临床证据进行支撑。情报人员通过文献检索和进行循证医学系统评价等方法，参与临床证据的发掘和形成过程，可以帮助临床医生解决不同类型的临床问题。

（一）干预措施的选择及其临床证据

不同的临床问题对应不同类型的文献，如在临床中如何确定干预措施的疗效，并选用有效的干预措施是临床医生最常面临的问题，其对应的文献类型包括：临床指南和专家共识、系统综述或 Meta 分析、随机对照试验（RCT）、非随机药物疗效试验（包括病例对照研究和队列研究等）。

1. 临床指南和专家共识

临床指南（clinical guidelines）指人们针对特定的临床情况，系统地制定出的帮助临床医生和患者做出恰当处理的指导意见。其同义词还包括方案（protocols）、标准（standards）、推荐（recommendations）、实践政策（practice policies）、共识性声明（consensus statements）等。

循证临床指南往往是以全面的信息收集为基础，综合各方专家共同协作，进行分析、评价最佳的研究成果，并保持不断的更新。最后形成的指南基本体现了相关领域的最佳研究现状，是临床医生最强大的兵器库，也是最方便的法门。遇到一个需要解决的临床问题后，最好先寻找和使用循证临床指南；如没有相关指南，则寻找系统评价证据；仍然没有，则寻找原始研究证据。

2. 随机对照试验及其系统综述与 Meta 分析

大样本、多中心的随机对照试验是目前公认的防治性研究偏倚可能性最小的设计方案。随机对照试验的系统综述和 Meta 分析，由于综合多个随机对照试验的结果，理论上其临床价值和参考意义更大。

这类系统评价中，证据质量等级最高的是源自 Cochrane 中心的系统评价，因其有严格的方法学评价和丰富的原始研究资料来源，因而具有一定的权威性，受到 EBM 专家的高度重视。

Meta 分析是系统评价的一种定量分析方法，也是系统评价最常用的一种研究方法，应该说是系统评价的重要组成部分。但系统评价也可以不包含 Meta 分析，包含与否取决于是否具备定量合成的条件。而 Meta 分析也可以独立存在，即对少量符合条件的研究项目进行定量合成。对 Meta 分析方法的认识，在 20 世纪 80 年代初期学者们还存在很多异议，不少医学期刊的编辑不主张将 Meta 分析的论文归类在"原始研究报告"或"论著"栏目内，认为 Meta 分析仅仅是分析别人的成果，是对文献的二次加工。目前，国际上诸如 *The New England Journal of Medicine*、*British Medical Journal*、*Journal of American Medical Association*、*The Lancet* 四大医学周刊，都将 Meta 分析视为一种具体的研究方法，对这类论文给予高度的重视，并且刊登在"原始研究报告"或"论著"等栏目内。

3. 非随机药物疗效试验

虽然 RCT 是证明临床干预疗效的最佳设计，但由于诸多原因，非随机研究，尤其是观察性研究，仍在临床研究中占据主导地位。国内学者对近 20 年来我国期刊杂志上发表的临床试验进行文献评价的结果表明，尽管 RCT 发表的数量在逐年增长，但临床试验仍以非随机研究为主，而在过去 40 年中，发表的非随机对照研究数量逐步增长。尤其是中医药临床研究领域仍以非随机化研究报告为主。以中医药治疗病毒性肝炎的研究为例，目前全国批准上市的治疗肝炎的中草药制剂有 300 余种，国家每年用于肝炎的治疗费用高达 300 亿～500 亿人民币，而且近年来文献发表的临床试验每年在 200 篇以上，迫切需要系统评价的方法来解决临床试验的评价问题。因此，刘建平教授等循证医学的先行者认为，应该开始该领域的系统研究。

已有的研究结果表明，与 RCT 的 Meta 分析（荟萃分析）结果比较，纳入非随机的对照试验并未改变 RCT 的综合结果，两者所得到的结果无显著性差异。当然，也有观察性研究系统评价结果与 RCT 不相符合的情况。如近年发表的对停经妇女进行的激素替代治疗观察性研究系统评价结果（有效）并未得到随后大规模 RCT 结果（无效）的支持。当缺乏或没有足够数量的 RCT 时，可进行非随机对照研究的系统评价：RCT 与观察性研究在某种程度上可以起互补的作用。

高质量的观察研究可以使研究证据延伸应用到更广泛的人群（增加随机化研究结果的可应用性），同时在鉴定干预措施的有害性（副效应）上有更大的优越性。目前，Cochrane 图书馆已有这类系统评价的报告发表。如 Cochrane 药物与酒精依赖评价组和 Cochrane 外科疾病评价组就已进行了多项非随机试验的系统评价。Cochrane 协作网于 1999 年在丹麦哥本哈根正式成立了"Cochrane 非随机对照研究方法学小组"（http//：www. cochrane. dk/nrsmg/），也说明非随机对照研究系统评价对某些医疗卫生问题的重要性。该方法学组专门从事医疗卫生干预措施的非随机研究系统评价和方法学研究。

充分发挥观察性研究的优势，避免它们的不足，是中医药研究领域的一个重要课题。观察性研究主要包括两大类：队列研究（cohort study）和病例对照研究（case-control study）。这两类研究均未采用随机方法，但都采用对照组进行比较。由于医学伦理学的限制，在不能使用 RCT 的情况下，可以用队列研究来评估干预措施的疗效。队列研究是前瞻性的。RCT 对于中医药的研究越来越显现出一定的局限性，从伦理学、研究经费、中医药个体化辨证论治的特点、适合评价中医药安全性的研究设计等方面考虑，设计严密的大样本的队列研究在中医药研究中将会发挥越来越重要的作用，我们期待着更多的中医药队列研究。

（二）疾病诊断问题与诊断试验的系统评价研究

诊断学是运用医学基本理论、基本知识和基本技能对疾病进行诊断的一门学科。其主要内容包括问诊采集病史，全面系统地掌握患者的症状；通过视诊、触诊、叩诊和听诊，仔细了解患者存在的体征，并进行一些必要的实验室检查、器械检查来揭示或发现患者的整个临床表现。将循证医学的理论和方法运用到诊断过程中，即认真、清楚、明智地应用当前最佳证据，做出最适合患者的诊断决策，就是循证诊断（evidence-based diagnosis，EBD）。

循证医学在诊断过程中的实践包括循证体格检查（evidence-based physical inspection，EBPI）、循证实验诊断（evidence-based laboratory diagnosis，EBLD）、循证影像学诊断（evidence-based imageology diagnosis，EBID）等方面，在筛查、诊断性试验、决策和结局评价等过程中都将起到重要作用。

资料显示，循证医学产生后，诊断试验有了较大的进步，关于诊断试验的系统评价方法也日趋成熟。Cochrane 协作网成立了专门的诊断性试验评价小组，处理诊断性试验系统评价的注册、方法学指导等相关事务。

（三）患者具体情况分析与个案报道的文献研究

个案报道，尤其是中医医案，对于讲究辨证论治的中医来说有非常重要的价值。对于个案，循证医学也提倡在系统地检索和提取，并进行文献计量学归纳和整理及方法学评估的基础上，探寻这些罕见典型临床事件的规律、科研缺口，为临床和科研提供循证的参考和信息。以下为几种常见的对个案报道信息的使用和综合：

1. 个案报道并文献复习

在临床实践中遇到典型或者罕见病案，进行个案报道的同时，对文献进行检索和复习，写成类似传统综述的文章，抽提临床信息，提出观点，为临床实践和科研提供线索，如"中枢神经系统肠源性囊肿（个案报导并文献复习）"。

2. 流行病学统计

流行病学统计即对某一人群危害重大的疾病（如传染病）的案例报告进行流行病学统计，从而对人群中该疾病进行控制和检测。由于这种研究要求全面性，流行病学调查一般基于个案调查，如"1999~2004年巴马县新生儿破伤风流行病学分析"。

3. 对不良反应个案报道的系统性综述

如"复方青黛丸不良反应的系统性综述"，需要系统性地检索某一时期相关杂志，对报告某种药物不良反应的个案报道进行纳入提取和整理，以观察和评价药物可能存在的不良反应机制，为临床和科研提供参考，引起人们对药物安全使用的重视。

这种方法也被用来对疫苗接种所致不良反应个案报道文献进行系统综述。通过系统综述对某种疫苗不良反应的原因、发生时间和治疗措施等进行检索和整理，寻找规律，从而为探索降低不良反应及有效防范的措施提供参考。

此外，不良反应的个案报道还被作为一部分文献来源，加入到对不同类型的临床报告进行的系统综述中。如"双黄连注射剂不良反应文献的系统评价"，对不同研究类型的临床报告进行检索和分析，包括对照临床试验、病例系列研究等，同时也可以包括个案报道。

第四节　循证医学系统评价与中医药文献研究方法

中医药研究文献是中医药信息的重要载体，中医药文献研究主要指通过搜集、鉴别、整理文献，并通过对文献的研究，形成对研究对象、研究内容的认识。根据文献形成的年代不同，分为古代文献研究和现代文献研究。在中医药领域，现代文献的种类、数量和学术水平不断增加和提高，已经成为中医药科技人员主要的信息来源。科技人员在进行实验或者临床研究之前，往往都会需要进行文献研究，以确保研究设计的科学性、创新性和可行性。

近年来，在所有文献研究方法中，循证医学系统评价的方法由于其系统性、科学性，成为一种广为接受的方法。中医证候研究也可借鉴其思路，用于整理本领域的研究文献。本文所介绍的文献研究方法，在很大程度上遵循了循证医学系统评价的原则，在具体操作方法方面又根据系统论的思想，进行了创新和扩展，使之更适合中医证候的相关研究。

（一）文献检索

文献检索是以文献为检索对象的情报检索，即利用检索工具或检索系统，按特定要求将所需文献找出来，可由科研人员或情报人员完成。文献检索是科研工作的重要组成部分，也是进行现代文献研究的必需环节。学会文献检索的基本理论和方法，熟悉各种检索资源，将会大大节约科研人员的时间和精力。

循证医学系统评价过程中的文献检索，和科研工作者日常文献检索的不同之处在于，现代文献研究有明确的研究目标及预设的研究方案，因此，需要有明确的纳入标准及与之匹配的检索策略。故循证医学系统评价时文献检索的过程为：在开始收集文献之前，首先需要制定明确的纳入标准，然后根据纳入文献的特征，结合研究的题目，确定好检索源，制定高敏感度的检索策略，以尽可能全面地收集文献。

1. 确定检索资源

随着计算机信息技术的发展及网络数据库的不断开发，在中医药文献研究中，利用网络数据库获取现代文献信息渐成主流。网络数据库不仅数据更新及时，信息资源的获取也更为便捷。

如前所述，面向临床的中医药情报检索源包括临床指南专题库、循证医学证据库、常规数据库等，不同的临床研究证据可以从不同检索源获得，建议根据所需要检索的文献类型来确定检索源，如表4-1所示：

表4-1　临床证据及其检索数据库类型

文献类型	临床指南专题库	循证医学证据库	常规数据库	扩展检索
临床指南	✓	✓	✓	✓
系统评价		✓	✓	✓
随机对照试验		✓	✓	✓
观察试验			✓	
医案和经验			✓	

在以上提供中医药文献检索服务的网络数据库中，存在着不同程度的收录资源重复现象，但由于各自定位取向不同而各具特点，可根据实际需要选择使用。

2. 制定纳入标准

进行检索和文献筛选之前，首先需要根据研究目标，选择合适的文献类型，并通过纳入标准和排除标准的制定，来清楚地界定研究的目标文献。

如《肝纤维化中医辨证分型和血清纤维化指标相关性研究的系统评价》一文中，作者的研究目标是"运用循证医学的研究方法，评价血清肝纤维化指标与肝纤维化中医辨证分型之间的相关性，"选择的研究文献类型为"肝纤维化中医辨证分型和血清纤维化指标相关性研究"，则其纳入文献的标准如下：

（1）研究类型：中医辨证分析与微观指标相关性的临床研究。

（2）观察对象：符合诊断标准的肝纤维化或早期肝硬化患者，无论有没有采取"金标准"诊断。

（3）主要研究指标：血清肝纤维化指标（HA、LN、PCⅢ或者PⅢP、CIV等）；次要测量指标：肝脏病理组织学检查、其他血清纤维化指标及血清生化检查。

3. 高敏感度的检索策略

高敏感度的检索策略指在检索过程中，不设语种、检索年限等限制；在制定检索策略时，充分考虑检索目标的各种可能的表述形式；适当考虑进行手工检索和扩展检索的可能性。

考虑到不同数据库有不同的特点，制定检索策略时，应充分了解各数据库的特点，此外，检索策略最好由具有查新检索资格的检索员根据基本检索词各自拟定，无把握者征求检索专家的意见。

（1）题录型数据库：对于支持主题检索的数据库，采取自由词检索，以及主题词结合副主题词（扩展全部树）的检索方法，如数据库 MEDLINE（1966～2006）和 CBM 中国生物医学文献数据库（1978～2006）等。

（2）全文数据库：对于常用的全文数据库，可以自由词组合，如 CNKI 中国期刊全文数据库（Web 版）（1979～2006）、VIP 中文科技期刊数据库（Web 版）（1989～2006）等。

（二）文献筛选

由于我们对多个数据库进行了检索，而各个数据库之间的内容又有所交叉，我们需要对检索结果进行整合，去除重复部分，再筛去不符合纳入标准的文献，得到研究的目标文献。这一过程工作量大，容易出错，可以采用文献信息管理软件，如 Endnote、NoteExpress、医学文献王等，来辅助完成，以提高工作效率。

此外，需注意的是，文献筛选过程中，需要时不时地回顾纳入标准，并把握一个原则，就是遇到有不确定是否符合纳入标准的文献，尽量保留，即尽量不过早去除不确定文献，以免误删除。文献的筛选包括以下步骤：

第一步，检索员完成文献检索，并下载题录后，将其导入文献管理软件，进行结果汇总、查重，删除重复部分。第二步，阅读文献题录和摘要，初步筛选可能符合纳入标准的文献。第三步，将两名文献筛选员所获得的结果用文献管理软件汇总，删除重复部分，取两人检索的并集。第四步，通过全文获取渠道获取全文文献。第五步，阅读全文文献，根据纳入标准评判文献内容是否符合，最终确定是否纳入。

（三）数据提取

在以往的循证医学系统评价研究中，需要先将临床研究文献中的数据提取到 word 表格中，再将相关信息录入到 revman 等软件进行 Meta 分析。目前，电子数据库的工具软件功能越来越强大，研究者完全可以根据所要进行的分析，选用适当的工具，如 epidata、excel、access 等，建立数据库，并进行数据的同步提取和录入。数据库中的数据可以直接导入 spss、sas 等统计软件，进行各种统计分析。

文献的筛选、提取及方法学质量评价均需由两名作者独自完成，并通过一致性检验、引入第三方意见等，最终达到一致。

（四）文献质量评价

文献质量评价是系统综述的关键，是循证医学系统评价研究区别于其他类型文献研究的最主要的特征。国际社会一贯重视证据质量的评价，仅随机对照试验的方法学质量评价量表或计分方法就有上百篇文献。此外，对于系统综述本身，甚至临床指南，都有相应的证据质量评价方法。

此外，由指南制定者、系统综述作者和临床流行病学家组成，于 2000 年成立的推荐、评估、发展和评价分级工作组（GRADE）制定了一套证据质量和推荐意见评级系统，可以不局限于研究设计而更重视方法学质量。Cochrane 协作网已开始采用 GRADE 的方法来评价方法学质量。

1. 随机对照试验的质量评价方法

（1）Jadad 量表：又称为 Jadad 评分或牛津评分系统，是独立评价临床试验方法学质量的工具。在类似的评价量表中，Jadad 量表的使用最为广泛。Jadad 量表的评价对象是随机临床试验，偏重于设计方面的评价，一般包括分配隐藏、盲法、ITT 分析、退出四个部分，这些都是试验设计的重点。虽然很多研究都采用了 Jadad 量表计分法，认为该方法信度和效度均较好，但是由于其过于简单，过于关注盲法，无法适用于物理疗法。

（2）Cochrane 操作手册推荐的文献质量评价方法：经过多版本操作手册的改进，目前最新的 Cochrane 5.0.2 手册的第八章指出 Cochrane 不建议使用量表或清单进行文献质量评价。Cochran 推荐采用偏倚风险表（risk of bias table）来进行文献质量评估。该偏倚风险表包括随机化分组（sequence generation）、分组隐藏（allocation sequence concealment）、盲法（blinding）、结局数据不全（incomplete outcome data）、选择性结局报告（selective outcome reporting）和其他偏倚来源（other potential sources of bias）六项。

2. 系统综述和 Meta 分析的质量评价方法

2007 年，来自荷兰 VU 大学（Vrije Universiteit University）医学研究中心和加拿大渥太华大学的临床流行病学专家们在英国医学委员会期刊《医学研究方法学》上发表了名为"*Development of AMSTAR*"的专论，标志着系统评价/Meta 分析方法学质量的评价工具（a measurement tool to assess systematic reviews，AMSTAR）量表正式形成。AMSTAR 具有很好的一致性、可靠性、结构效度和可行性，得到了较多的应用。

系统综述质量评价涉及 11 个条目，如表 4-2 所示：

表 4-2　系统综述质量评价工具（AMSTAR）

条目	描述及说明
1	是否提供了前期设计方案
2	纳入研究的选择和数据提取是否具有可重复性
3	是否实施广泛的全文检索
4	发表情况是否已考虑在纳入标准中，如灰色文献
5	是否提供了纳入和排除的研究文献清单
6	是否描述纳入研究的特征
7	是否评价和报道纳入研究的科学性
8	纳入研究的科学性是否恰当地运用在结论的推导上
9	合成纳入研究结果的方法是否恰当
10	是否评估了发表偏倚的可能性
11	是否说明相关利益冲突

系统综述质量评价各条目的评语分为：是（Y）、否（N）、部分满足（S）、不清楚、未提及（U）五类；随机对照试验质量评价各条目的评语分为：是（Y）、否（N）、不清楚、未提及（U）四类。

3. 临床指南的质量评价方法

目前，共有 8 个国家制定了 20 多个评价临床指南的工具，其中，应用较多的指南研究与评价工具（AGREE）是由欧洲 13 个国家的研究者共同制定的，其旨在提供一个评价临床实践指南质量的框架。利用 AGREE 评价工具对检索到的两篇相关临床指南进行评价，涉及6个领域23个条目（表4-3）。

表4-3　临床指南方法学质量评价领域

领域	描述及说明
1	范围和目的（条目1~3）：指南目的、特殊的临床问题和目标患者群
2	参与人员（条目4~7）：在多大程度上能代表它的使用者的观点
3	制定的严谨性（条目8~14）：搜集和综合证据的过程、陈述和更新推荐建议的方法
4	清晰性与可读性（条目15~18）：语言与格式
5	应用性（条目19~21）：应用时可能遇到的组织行为和费用问题
6	编辑独立（条目22~23）：推荐建议的独立性和承认指南制定组中可能存在的利益冲突

（五）统计分析

进行统计分析之前，首先需要考察临床异质性。无临床异质性的文献可进行 Meta 分析，若研究文献之间有明显的临床异质性，则不能进行 Meta 分析，只能进行定性描述。

若研究文献无临床异质性，则采用 revman 及 excel 软件做 Meta 分析，计数资料用相对危险度（RR）和95%的可信区间表示，计量资料使用权重的均差和标准化均差。异质性检验使用卡方检验或者使用敏感性分析和亚组分析，潜在的偏倚根据纳入临床研究的数量，使用倒漏斗图和其他校正分析方法。

有临床异质性的文献用 excel 软件进行描述性统计，仍以95%的可信区间表示。

第五节　面向临床的其他中医药情报服务

中医药临床最佳证据的需求者包括临床医生、患者及其家属、政府机构等。他们在循证医学实践和决策过程中，或者在面对疾病时，需要最佳证据，却由于工作繁忙或者缺乏相关技能，难以及时获得准确的信息，需要求助于专业的情报人员。情报人员利用专业和自身的优势，就某一特定的临床问题，可以更迅速、更全面地获取相关信息，以促使最佳证据更早地被应用于临床。同时，与临床关系密切的循证医学是一门具有生命力的学科，在中医药领域开展循证医学情报服务，可以促进循证医学在中医药领域的应用，促进中医药走向世界，使中医药更好地服务于全世界人民的健康。

目前，面相临床的其他中医药情报服务还包括检索知识培训、高质量医学文献的加工处理等几方面。

（一）检索知识培训

检索知识培训，可以提高临床医生的检索能力，培养"临床情报专家"。循证医学要求临床医生了解最新研究证据，而快速、准确地查找证据需要具备一定的文献检索能力。但目前大多数临床医生和医学生尚不能有效地检索已有的文献。虽然有些医生学过文献检索课，但是由于文献检索知识更新的速度非常快，以往所学的知识已远远不能满足实际工作的需要，因此，应加强对用户的文献检索技能的培训，使他们了解文献检索知识并提高文献检索技能，以适应循证医学发展的需要。

中医药学情报人员可以通过培训班、讲座等多种形式向医生传授文献检索的知识和技巧。考虑到临床医生的工作性质，改进培训的方式，走出学校深入医院科室，必要时应亲临临床一线进行个别辅导和个性化的讲授服务。可以重点培养有兴趣的临床医生，担当起中医药领域"临床情报专家"的职责，为他们的同事解决检索技能不足等困难。同时，呼吁有关部门考虑将文献检索技术作为一项继续教育项目，将文献检索技能普及到非大专院校和基层医疗单位的医务人员中。

（二）高质量医学文献的加工处理

在改良的循证医学证据中心式的服务及分散的检索培训及"临床情报专家"服务的基础上，中医药循证情报服务人员应进一步关注本领域情报和知识的积累，注重高质量医学文献的加工工作，整合现有的中医药循证医学信息资源，以提高本领域循证医学情报服务的效率。

在国外，以"EBM 证据"的整理、加工、积累和服务提供为基础，已经形成了一些知名的情报服务系统或者数据库等，临床医生可以通过检索 UpToDate、GIDEON 等现代模式的数据库，或者查阅 BMJ 的 Clinical Evidence，获得可以直接应用于临床的西医学证据。

中国中医科学院信息所循证医学的研究人员也进行了一些中医药类循证医学证据的收集、整理和积累、分析等工作，并有望建设循证中医药知识服务系统。在未来，随着中医药 EBM 情报服务工作的有效开展，该系统可以充分满足 EBM 研究对中医药学信息质量等方面的需求，从而有力地促进其研究的进一步深入发展。

参 考 文 献

成岚，王莉，袁强，等．2010．双黄连注射剂不良反应文献评价．中国循证医学杂志，02：140-147.

梁家习，凌桂岩，黄丽．2005．1999-2004 年巴马县新生儿破伤风流行病学分析．广西预防医学，06：384.

刘彬，谢京诚，单宏宽，等．1999．中枢神经系统肠源性囊肿——（个案报导并文献复习）．中国临床神经外科杂志，（01）：75.

王俊文，王天芳，刘建平，等．2011．肝纤维化中医辨证分型和血清纤维化指标相关性研究的系统评价．中医研究，24（10）：17-24.

尹端端，蒋巧俐．1999．复方青黛丸不良反应的系统性综述．药物流行病学杂志，03：156-157.

Brouwers M C，Kho M E，Browman G P，et al. 2010. Development of the AGREE II, part 2：assessment of validity of items and tools to support application. CMAJ, 182（10）：E472-E478.

European Association For The Study of the Liver. 2012. EASL clinical practice guidelines：Management of chronic hepatitis B virus infection. J Hepatol, 57（1）：167-185.

Jadad A R，Moher D，Klassen T P. 1998. Guides for reading and interpreting systematic reviews：II. How did the authors find the studies and assess their quality? Arch Pediatr Adolesc Med, 152（8）：812-817.

Liberati A. 2006. How to assess the methodological quality of systematic reviews of diagnostic trials. Z Arztl Fortbild Qualitatssich, 100（7）：514-518.

Sacco R，Gadaleta-Caldarola G，Galati G，et al. 2014. EASL HCC summit：liver cancer management. Future Oncol, 10（7）：1129-1132.

Sackett D L，Rosenberg W M，Gray J A，et al. 1996. Evidence based medicine：what it is and what it isn't.

BMJ，312（7023）：71-72.

Shea B J，Grimshaw J M，Wells G A，et al. 2007. Development of AMSTAR：a measurement tool to assess the methodological quality of systematic reviews. BMC Med Res Methodol，7：10.

Shea B J，Hamel C，Wells G A，et al. 2009. AMSTAR is a reliable and valid measurement tool to assess the methodological quality of systematic reviews. J Clin Epidemiol，62（10）：1013-1020.

Wang J，Cui M，Jiao H，et al. 2013. Content analysis of systematic reviews on effectiveness of traditional Chinese medicine. J Tradit Chin Med，33（2）：156-163.

第五章　国外针灸发展情报学研究

第一节　国外针灸的发展现状

迄今为止，中医药已经在 164 个国家广泛传播，其中，和我国建立协议合作关系的国家已达 96 个。针灸作为中医药重要的组成部分，已经在很多国家获得合法地位，并已经成为不少国家医疗服务的组成部分。

以美国为例，目前全美约有执业针灸师超过 2 万名，针灸已经在 50 个州获得了立法许可，并被纳入很多保险公司的医疗保险。近年来，随着美国针灸的迅速发展，针灸的科研也受到了广泛关注。NIH 于 1992 年成立的替代医学办公厅对包括针灸在内的替代医学每年拨款 1000 万美元（逐年增加）的研究经费，其中包括不少针灸项目，美国哈佛、耶鲁等一些知名大学也承担了针灸方面的科研，并取得了不少研究成果。此外，针灸的教育更是发展迅速。自 1975 年第一所针灸教育机构——新英格兰针灸学校成立以来，美国针灸教育目前已经逐步形成了联邦统一的针灸教育办学资格及项目的认证管理、硕士及博士学位教育及专科医师从业资格考试认证体系。

与此同时，针灸在欧洲的发展也非常迅速。目前，英国的中医诊所就有 3000 多家，现有中医从业人员中，以从事针灸业者为主，针灸医师 7000 多名。在意大利，截至 2006 年，已有 261 个诊所的针灸治疗被纳入到国家医疗服务体系中，每年接受针灸治疗的病例达到 20 万例，在意大利行医开展针灸治疗的西医医生为 6728 名。此外，军医系统也逐步接受了中医，如罗马军医院于 2005 年 12 月 19 日正式开设了针灸科。针灸在德国享有较高的地位。20 世纪 80 年代开始，柏林、汉堡、慕尼黑、波恩等地建立了不少中医、针灸门诊部（室），全德专门从事中医的医疗机构约有 30 多家，有 500 多家西医医院设有中医门诊部，中医诊治量每年为 15 万 ~ 20 万人。其中，具有较大影响的是 1991 年由北京中医药大学与德国巴伐利亚州卫生部门兴建的全德第一家中医医院——魁茨汀中医院，由于在防治当地疑难病和难治病方面疗效确切，吸引了大量的当地患者。

此外，针灸在澳洲、东南亚及南美一些国家的发展也非常迅速，此处不再赘述。总之，针灸凭借其毒副作用小、操作简便、治疗范围广等特点，在海外的发展已具备了相当的规模，在国际中医药的发展中占有极其重要的地位。因此，对国外针灸的情报学研究是中医药情报学研究的一项重要内容。

第二节　国外针灸临床试验的情报学研究示例

针灸是中医药在国外传播的重要渠道，其影响已经从过去的医疗领域逐步迈向了科研领域，因此，近年来我们加强了对国外针灸科研文献的情报监测，并进行了有针对性的战略分析，为我国中医药对外发展的政策制定及科研发展的方向提供了情报参考与决策建议。

下面将以 3 个针对国外开展的针灸临床试验的研究为例，介绍中医药情报学的具体研究方法、研究过程及如何进行战略分析等，为读者今后开展情报研究工作提供思路。

（一）世界各国的针灸临床试验研究的趋势分析

该研究从文献角度，以 MEDLINE（http：//www. ncbi. nlm. nih. gov/pubmed）和 EMBASE（http：//store. elsevier. com/embase）数据库为基础，通过文献计量的方法，对国外开展过的针灸临床试验研究的载文情况进行计量研究，对各大洲、各国及各机构的发文情况进行统计，从而了解 30 余年来国外机构在针灸临床试验研究方面的发展趋势，为制定我国的中医药对外合作交流战略规划等提供参考。

1. 检索方法

分别以 acupuncture；acupuncture therapy；acupuncture analgesia；acupuncture，ear；electroacupuncture；acupuncture points 和 moxibustion 等作为检索词，联机检索相关数据库的临床试验研究文献，经过 NOTE-EXPRESS 文献管理软件去重及人工筛选，剔除非临床试验研究的文献、中国机构发表的文献等，最终有 1564 篇国外文献被纳入，其中 141 篇文献国家名称缺失，缺失率为 9.0%，最终录入时间为 2011 年 4 月。

2. 结果

（1）年度发文量：在 1978~2010 年 30 余年间，国外机构进行的针灸临床试验研究从整体上呈现上升的趋势，20 世纪 90 年代初有个小高峰（1991 年发文量达到 85 篇），之后迅速回落，但仍远远高于高峰前的数字，而此后的 10 年里，呈现波动上升的趋势。自 2001 年后，发文量进入明显的持续上升趋势，在 2009 年达到高峰，为 139 篇（由于文献录入的滞后性，2010 年文献尚不完全，仅作参考），详情见图 5-1。

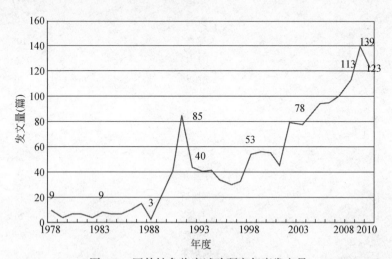

图 5-1　国外针灸临床试验研究年度发文量

（2）区域发文量

1）概况：1978~2010 年期间，不同地区的发文量有很大差异。从洲际来看，欧洲国家发文量最多（881 篇），发文国家 29 个；其次是北美洲，为 266 篇，虽然发文国家仅有 3 个，分别是美国、加拿大和墨西哥，但发文量却超过欧洲发文量的1/4。排在第3～6位的依次为亚洲（199篇，11个国家）、大洋洲（46篇，2个国家）、南美洲（29篇，3个国家）、非洲（2篇，1个国家）。各洲发文量和各洲发文国家数见表5-1。

表5-1　国外针灸临床试验研究各洲发文量

	大洲发文量（篇）	发文国家数（个）
欧洲	881	29
北美洲	266	3
亚洲	199	11
大洋洲	46	2
南美洲	29	3
非洲	2	1

从发文国家来看，共有49个国家的文献，其中德国以274篇的发文量排首位，其他发文量大于100篇的国家有美国（247篇）、英国（139篇）和瑞典（105篇），排名第5～10的国家依次为日本（76篇）、奥地利（70篇）、韩国（64篇）、意大利（55篇）、澳大利亚（44篇）、挪威（29篇）。从表5-2可以看出，在发文量排名前15位的国家中，美国、德国具有明显的优势，英国、瑞典也相对较多，日、韩及一些欧洲国家等紧随其后，其余国家的优势则不十分明显。

表5-2　国外针灸临床试验研究发文量排名（前15位）

排名	国家	发文量（篇）
1	德国	274
2	美国	247
3	英国	139
4	瑞典	105
5	日本	76
6	奥地利	70
7	韩国	64
8	意大利	55
9	澳大利亚	44
10	挪威	29
11	土耳其	28
12	俄罗斯	27
13	丹麦	26
14	巴西	25
15	西班牙	23

排名在前3位的德国、美国、英国的发文量分别占总数的17%、16%、9%，排名前10位的国家发文量约占总量的70%。发文量排名在15位之后的其他国家，包括瑞士（20篇）、伊朗（19篇）、加拿大（17篇）、法国（17篇）、以色列（16篇）、捷克（12篇）、荷兰（9

篇)、克罗地亚(8篇)、保加利亚(7篇)、印度(7篇)、波兰(7篇)、新加坡(5篇)、巴基斯坦(4篇)、匈牙利(4篇)、泰国(4篇)、希腊(4篇)、古巴(3篇)、乌克兰(3篇)、芬兰(3篇)、罗马尼亚(3篇)。此外,还有比利时、马来西亚、埃及、墨西哥、新西兰、阿尔巴尼亚、爱尔兰、白俄罗斯、葡萄牙、塞尔维亚、塞浦路斯、亚美尼亚、越南、乌拉圭等也进行了少数研究。目前,总共有49个国家开展了针灸临床试验的研究。

2001年之后,国外发文量总体呈持续上升趋势,于是选取2001年作为节点,研究发文量突出的国家在2001年后的趋势变化(由于文献录入的滞后性,2010年文献尚不完全,因此终点选为2009年,2010年数据仅为参考)。

如图5-2所示,发文量处于明显波动上升期的为美国和韩国,需要特别指出的是,韩国自2001年后才开始有针灸临床试验研究文献发表,在此之前是空白,而该国在近几年有明显波动上升的趋势;处于明显下降期的是德国,其典型的变化是非常值得关注的,在2006年之后呈明显下滑趋势;处于相对平稳期的是英国、日本、奥地利、瑞典,其中,英国、日本在平稳之中近两年有小幅上升。

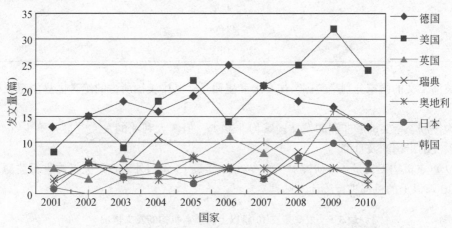

图5-2 近10年国外重点国家针灸临床试验研究的发文量趋势图

2)洲际研究:在发文量排名前10位的国家中,有6个国家来自欧洲,可见欧洲机构对针灸研究的关注程度,在文献梳理的过程中笔者发现,德国、英国、瑞典的发文量之和已超过了欧洲29个国家发文总量的一半,达到60%,说明这3个国家的重要性,值得关注。欧洲国家发文量前10位排名见表5-3。

表5-3 欧洲国家针灸临床试验研究发文量排名(前10位)

排名	国家	发文量(篇)
1	德国	274
2	英国	139
3	瑞典	105
4	奥地利	70
5	意大利	55
6	挪威	29
7	土耳其	28

续表

排名	国家	发文量（篇）
8	俄罗斯	27
9	丹麦	26
10	西班牙	23

在亚洲，日本、韩国的发文量位于各国前列，占据了亚洲国家发文量的64%。亚洲国家发文量前5位见表5-4。

表5-4　亚洲国家针灸临床试验研究发文量排名（前5位）

排名	国家	发文量（篇）
1	日本	76
2	韩国	64
3	伊朗	19
4	以色列	16
5	印度	7

北美洲发文的国家分别是美国、加拿大和墨西哥，其中美国所占的绝对优势值得我们重点关注。

在大洋洲、南美洲和非洲的发文国家均非常少，但澳大利亚的发文数量并不少（44篇），仅次于欧美前沿国家及日韩。

（3）重点机构发文量：本研究对1996～2010年近15年国外重点研究机构进行监测，对发文量在10篇以上的机构进行统计，见表5-5。

表5-5　发文量在10篇以上的重点机构的发文情况

	机构	篇次
德国	夏瑞蒂医学院（Charite-Universitatsmediz）	24
德国	海德堡大学（University of Heidelberg）	16
德国	慕尼黑理工大学（Technische Universität München）	14
德国	汉诺威医学院（Hannover Medical School）	10
韩国	东方医学研究院（Korea Institute of Oriental Medicine）	15
韩国	庆熙大学（Kyung Hee University）	12
美国	哈佛医学院（Harvard Medical School）	14
美国	凯特琳癌症研究中心（Memorial Sloan-Kettering Cancer Center）	10
美国	耶鲁大学（Yale University）	10
日本	明治大学（Meiji University）	12
奥地利	维也纳大学（University of Vienna）	10

从近年来重点研究机构的统计情况来看，德国、美国、韩国等一些机构进入了排名的前10位，其中包括耶鲁、哈佛等世界著名的高等学府，体现了发达国家及医学前沿机构对针灸

临床试验研究的关注程度。这些机构可以作为我国针灸对外科研合作与交流的重点对象。

3. 分析

（1）总体趋势分析：文献显示，目前已经开展针灸临床试验研究的国家已达到了 49 个，说明在科研方面，针灸已经发挥了其独特的优势和影响力，受到了很多国家的关注。从 30 年来的发展历程及近 10 年针灸临床研究呈现的明显持续增加的趋势可以看出，针灸临床试验研究已经在国际社会受到越来越多的重视，尤其是发达国家。

（2）区域战略分析：在世界五大洲的不同区域内，针灸临床试验研究呈现不同分布：在欧洲，针灸临床试验研究呈现了国家多、分布广、研究数量大的态势，研究总量占世界的 56.1%，其中 6 个国家在研究数量上进入国际排名的前 10 位，足以说明欧洲在我国对外交流方面的重点战略合作地位。其中，对于德国从 2006 年之后的下滑趋势，非常值得关注，这种情况的发生可能是由于之前德国进行了多项大型临床试验，发文量相对比较集中，而试验结果中某些关于假针刺对照组的疗效和试验组无差异的结论对于之后该国针灸的发展及临床研究无疑产生了很大的影响，德国在国外针灸临床试验研究的发文量上位居世界之首。因此，对于德国的现象，我们应该予以重视，从科研方面予以积极应对，从而巩固针灸在世界传统医学中的地位。

在北美洲，针灸临床试验研究主要集中在美国，美国是针灸临床试验研究的大国之一，排名仅次于德国，目前研究已在其世界知名的院校学府展开。试想为什么在国外针灸临床研究第一大国——德国下降趋势明显的情况下，世界总量却在持续明显的上升，并达到历史的最高峰，从以上研究数据及图表能够看出，以美国为首的其他国家对针灸的关注程度反而在近年来迅速地增长。另外，美国政府对针灸临床试验研究给予了很多支持，如美国国立卫生研究院（NIH）就对很多针灸研究予以过资助，而近几年对于妊娠期抑郁，癌症伴随的呃逆、潮热、血象异常、疲劳症状、哮喘、慢性骨盆痛、膝骨关节炎、腰痛等的临床研究也予以了资助。因此，我国应把美国作为重要的战略合作伙伴，加强政府间的往来及科研人员的互访，积极开展高端科研合作。

在亚洲，日本和韩国具有主导的优势。韩国的表现应引起我们的高度重视，韩国从 2001 年之后临床试验研究迅速发展，目前已有 2 个机构的研究数量位居世界排名前 10 位，因此，我们应从战略角度监测韩国的研究动态。另外，日本也不容忽视，其发展趋势值得我们关注。

在南美洲，基本为巴西的研究文献，因此该国可作为我国在南美的重点交流对象，通过针灸在巴西的传播而向周边多个国家发展；大洋洲主要以澳大利亚为重点，因其研究数量并不少，仅次于欧美前沿国家及日韩，因此可以作为重点关注对象之一。在非洲，可以通过和埃及的合作，来扩大针灸在非洲其他地区的传播。

4. 对策建议

目前，我们在加强对外交流合作的同时，应对欧洲、北美、日韩等重点地区和国家的研究动向进行关注，需要密切关注的上升型强势国家为：美国、韩国，应进行积极地合作与战略规划；需要关注的平稳型国家及可能带来突破进展的国家为：英国、日本、奥地利、瑞典、澳大利亚、巴西等，在找寻合作契机的同时扩大针灸的影响力；需要重视的下降型国家为：德国，应分析其原因，找到积极的应对措施，防止进一步产生不利于针灸在世界范围内发展的因素。另外，我国可以加强和美国耶鲁大学等重点机构的科研合作，互相取长补短，以提高针灸临床研究的水平和国际影响力。

(二) 国外针灸适应证研究

该研究以 MEDLINE 和 EMBASE 数据库为基础, 通过文献计量的方法, 对国外开展的针灸临床试验研究中涉及的适应证进行计量研究, 与 WHO1996 年在米兰会议上提出的针灸的 64 种适应证进行比较, 明确了近 15 年来有 29 个新增到一类的适应证, 有 4 个从二类升级到一类的适应证和 3 个从三类升级到一类的适应证。针灸的适应证在国外正逐步被扩大。

1980 年, WHO 向全世界宣布, 针灸的适应证为 43 种, 直至 1996 年在 WHO 意大利米兰会议上, WHO 确立并推广针灸的适应证为 64 种, 这些适应证包括: ①采用类似针灸法或传统疗法随机对照试验过的针灸适应证, 有戒酒、变应性鼻炎 (花粉症)、竞技综合征等 37 种; ②有足够数量的患者为样本, 但无随机性对照试验的针灸适应证, 有急性扁桃体炎和急性咽喉炎、背痛等 16 种; ③有反复的临床报道, 效果较快或有一些试验依据的针灸适应证, 有便秘、缺乳、泄泻等 11 种。

多年来, 针灸的临床疗效与适应证是被国内外医学界关注的重点之一, 近年来针灸的科研工作在国外受到了越来越多的重视, 临床试验研究已经在五大洲的 49 个国家广泛开展。经过了这十几年的发展历程, 我们预期针灸的适应证应该得到更大范围的扩充, 新增更多的适应证。因此, 为了明确在 1996 年之后这 15 年间国外针灸适应证的变化, 我们采用文献计量分析法对 PubMed 和 Embase1996~2010 年间发表的国外针灸临床试验的文献进行调研, 找寻新的依据。

1. 资料与方法

(1) 资料与检索: 分别以 acupuncture therapy; acupuncture analgesia; acupuncture, ear; electroacupuncture; acupuncture points 和 moxibustion 作为主要检索词, 检索 PubMed (1996~2010) 和 EMbase (1996~2010) 的临床试验文献, 之后经过人工筛选, 剔除非疾病疗效观察的临床试验文献, 剔除中国机构发表的文献, 剔除无法判断疗效的无摘要文献等, 最终共有 959 篇文献被纳入 (最终录入时间为 2011 年 3 月)。之后, 参照 1996 年 WHO 宣布的 64 种针灸适应证, 按照其指定的标准进行对比, 统计得出新增与升级的适应证。

(2) 适应证的名称归类与计量方法: 文献中涉及的适应证主要参考 ICD10 中的西医病名、西医症状进行统计, 也有少量如癌症患者的生活质量、分娩疼痛等, 则根据临床试验中出现的具体名称进行统计, 计量方法则采用对文献中每一个病种的频次统计。

(3) 疗效标准: 由于国外针灸临床试验中对照组的设定方式比较多, 如药物、理疗等阳性对照组及空白对照、安慰剂对照、假针灸对照等阴性对照组等, 因此, 本研究中所说的针灸治疗有效的文献为: 凡是自身对照有显著差异且与阳性对照有显著差异或无显著差异者、自身对照有显著差异且与阴性对照有显著差异者, 均为有效。

2. 结果

(1) 升级的适应证: 原 64 种适应证中的第二类包括 16 个适应证, 经文献计量统计, 现已有 7 个升级到第一类, 即 "采用类似针灸法或传统疗法随机对照试验过的针灸适应证", 他们分别是: 肠激惹综合征 (8 篇次)、胎位不正 (4 篇次)、背痛 (3 篇次)、单纯性肥胖 (3 篇次)、急性扁桃体炎 (1 篇次)、小儿遗尿 (1 篇次)、扁桃体切除术后疼痛 (1 篇次)。

原 64 种适应证中的第三类, 现已有 5 个适应证升级到第一类, 即分娩疼痛 (7 篇次)、女性不孕 (6 篇次)、男性不育 (3 篇次)、泄泻 (1 篇次)、尿失禁 (1 篇次)。

(2) 新增的适应证: 在 64 种适应证之外, 1996~2010 年间又出现了新增的针灸适应证。

首先经随机对照试验证实有效的针灸适应证，即一类新增适应证有 77 种，具体名称及发文量见表 5-6。

表 5-6　近 15 年新增加到一类的适应证（篇次）

编号	适应证	发文量	编号	适应证	发文量
1	膝骨性关节炎	22	34	胃排空延迟	1
2	绝经期疾患	15	35	痤疮	1
3	肌筋膜痛	14	36	心力衰竭	1
4	焦虑	10	37	湿疹	1
5	放化疗引起的恶心呕吐	9	38	腰椎横突综合征	1
6	与妊娠有关的腰骶痛	7	39	厌食症	1
7	耳鸣	5	40	黄褐斑	1
8	癌症患者潮热	4	41	肌肉酸痛	1
9	上髁炎	4	42	痉挛性大脑性麻痹	1
10	干眼病（结膜干燥）	4	43	术后功能恢复	1
11	骨关节炎	4	44	下肢静脉溃疡	1
12	癌症患者血管舒缩症状	4	45	重症患者狂躁症	1
13	术后恶心呕吐	3	46	多发性硬化	1
14	放化疗引起的疲劳	3	47	味觉障碍	1
15	睡眠呼吸暂停综合征	3	48	胃灼热	1
16	纤维肌痛	3	49	应激障碍	1
17	癌症患者疼痛	3	50	癌症患者术后恶心疼痛等	1
18	疝	2	51	系统性红斑狼疮	1
19	多囊卵巢综合征	2	52	结肠炎	1
20	腕管综合征	2	53	恋物症	1
21	前列腺炎	2	54	妊娠失眠	1
22	回旋肌腱炎	2	55	瘙痒症	1
23	膀胱炎	2	56	肩撞击综合征	1
24	过敏性哮喘	2	57	感冒	1
25	口干症	2	58	肘关节炎	1
26	手术中焦虑	2	59	鼻黏膜充血	1
27	麻醉引起的呃逆	2	60	步态异常	1
28	髋关节炎	2	61	产褥期乳腺炎	1
29	肠炎	2	62	术后尿急	1
30	慢性阻塞性肺疾病	1	63	肢端微循环障碍	1
31	银屑病	1	64	磨牙症	1
32	前十字韧带损伤	1	65	妊娠合并下肢抽搐	1
33	蛛网膜下腔出血疼痛	1	66	消化不良	1

续表

编号	适应证	发文量	编号	适应证	发文量
67	男性勃起障碍	1	73	髋关节病	1
68	下泌尿道综合征	1	74	癌症患者的生活质量	1
69	尿毒症皮肤瘙痒	1	75	帕金森病	1
70	尿路感染	1	76	鼻炎	1
71	雷诺综合征	1	77	妊娠消化不良	1
72	髌骨疼痛	1			

对于第二类"有足够数量的患者为样本，但无随机性对照试验的针灸适应证"和第三类"有反复的临床报道，效果较快或有一些试验依据的针灸适应证"，由于无法得之当时研究者的选入标准，如"足够数量"是多少样本量、多少篇能够称为"反复"报道等，无法对这部分新增的适应证数目进行严格判断，因此，本研究暂不进行计量统计。

综上，我们仅根据1996年以来国外针灸临床试验研究中的"经随机对照试验验证有效的新增与升级的适应证"就可以对WHO在米兰会议上提出的"针灸有64种适应证"提出针灸适应证应予以更新的建议，根据文献研究中"孤证不立"的原则，忽略以上发文为1篇次的适应证。目前，根据研究数据可以明确的是：新增到一类的适应证有膝骨性关节炎、绝经期疾患、肌筋膜痛、焦虑等29种；从二类升级到一类的适应证有肠激惹综合证、胎位不正、背痛、单纯性肥胖4种；从三类升级到一类的适应证有分娩疼痛、女性不孕、男性不育3种。

3. 分析

目前，有数据显示，国外针灸临床试验研究所涉及的病种已十分广泛，相信随着今后临床研究的深入，会出现更多的之前在国外未出现过的适应证。针灸在我国发展历史悠久，对其适应证的研究也在近年来逐步展开，有学者在2002年和2007年分别报道了经国内文献研究得出"针灸能治疗414个病症"和"针灸病谱为461种"的结论，而据2011年的新闻报道与文献报道，我国已经证实的针灸适应证达到了532种，可见国内的针灸适应证研究一直在开展着，而与国内相比，国外对针灸病种的接受程度及对临床适应证的研究还是很初步的，目前新增和升级的适应证数量与国内相比，差距还非常大，但是我们从中能够看到其发展是值得期待的，因为研究显示，在国外出现不少为1篇次报道的有效针灸适应证，例如，痤疮、功能性消化不良、味觉障碍等，这些已在我国被广泛接受的针灸适应证目前也开始在国外逐步受到关注，这为今后适应证的进一步增加提供了可能。

虽然近年来，循证医学的发展对针灸临床疗效提出了更高的要求，但国外临床研究中各种有效的试验结论依然可以为我们提供有效的证据，目前仅仅基于1996年之后国外针灸临床试验的有效报道及WHO制定的有效依据，我们完全有理由向WHO提出"针灸适应证应该得到扩充"的建议，目前可以明确已有29个新增到一类的适应证，有4个从二类升级到一类的适应证，以及3个从三类升级到一类的适应证。这个建议的采纳必将使针灸的传播和研究得到国际社会更多的关注与参与。

（三）国外假针刺对照的针灸临床试验研究的现状分析

该研究对国外开展的假针刺对照的针灸临床试验研究进行总结梳理，包括：①假针刺的概念背景；②假针刺对照的针灸临床试验在各国的发展现状；③德国假针刺对照的针灸临床试验的研究概况；④国外大样本针灸临床试验中关于假针刺对照试验的研究概况。本文对假针刺对照试验的未来发展趋势进行总结分析，提出目前针灸研究存在的问题。

1. 研究源起

2006 年德国报道了一项 3 组对照的针灸临床试验：该试验将 1007 位 OA（膝骨性关节炎）慢性疼痛患者随机分为针刺、假针刺（在非穴位点针刺）及常规药物治疗组，试验共涉及来自 315 个诊所的 320 位西医医生。结果显示：两个针刺组均比常规治疗组（西医）的有效率高，但两个针刺组之间的差异无显著性意义。德国进行的这项假针刺对照试验是目前世界上为数不多的超大样本针灸临床试验之一，结果发表后，引起了很大轰动，一些人甚至认为针刺穴位和非穴位没有本质的区别，穴位不具有特异性作用，学习针灸理论没有必要等，此次报道的"假针刺事件"对于针灸在国际社会的地位产生了一定的负面影响。

2. 假针刺的概念背景

早在 1997 年美国 NIH（国立卫生研究院）在针刺研究会议上提出可以用"sham acupuncture"和"placebo acupuncture"（"假针刺"和"安慰针刺"）作为对照来研究针刺的疗效，开启了假针刺研究的里程碑。近年来国内外实施假针刺的方法包括很多种，香港中文大学的研究者曾经对其进行总结，大致包括以下几种：非传统中医穴位邻近假穴针刺法、假穴浅刺法、真穴假刺法、假激光针刺法、非病症相关穴位法、假电极或假电针法及假穴假刺法。这些方法，或采用临近穴位、非相关穴位，或采用非穴位，或采用假刺或其他刺法替代，目的就是为了排除患者由于心理因素而产生的安慰治疗效果，他们认为这样才能更好地判断针刺的疗效。

3. 假针刺对照的针灸临床试验在各国的发展现状

近年来，有国内学者研究发现，从 1999 年开始，假针刺的文章被 SCI-E 收录，从此 SCI 收录的此类文章从发表数量的趋势来看呈逐年递增，另外，从引文的数量来看也是逐年递增，可见关于假针刺的研究，正吸引着更多的针灸科研工作者，出现越来越多的研究成果，已经成为针灸领域的研究热点。该研究的区域已涉及世界上 31 个国家和地区，主要分布在美国、德国、英国、中国、韩国等国家。美国最多，共发表文章 100 余篇，而德国人以严密的论证逻辑思维开展了不少大规模、多中心、盲法对照试验，是假针刺研究中设计较严谨，评价较客观的国家。

4. 德国假针刺对照的针灸临床试验的研究概况

近年来，假针刺对照的针灸临床试验在德国的发展引起了我们特别的关注。为了了解德国开展的针刺与假针刺对照的试验中疗效结果差异性的报道，我们之前对 PUBMED 收录的 2002～2011 年 10 年间在德国机构开展的此类针灸临床试验研究文献进行了跟踪调研，共收集全文文献 57 篇（均为随机对照试验），对其采用的假针刺对照方法进行归纳，并对试验中针刺组与假针刺组的疗效差异进行分析，结果发现，目前在德国开展的假针刺对照试验存在着报道偏颇的问题，仅仅某项试验的结果、结论并不能反映出德国假针刺试验的总体状况，例如，假针刺方法不同的情况下，疗效具有差异性，而这些不同的疗效结果中大多数还是肯定了针刺优于假针刺的疗效，而并非都是"针刺与假针刺疗效无差异"。具体结果如下：非传统中医穴位邻近假穴针刺法、假穴浅刺法、真穴假刺法、假激光针刺法这 4 种对照方法的临床试验出现了不同的结果，既有证明针刺优于假针刺的，又有针刺与假针刺效果相当的。另外，在所有非病症相关穴位法、假电极或假电针法的试验中都证明针刺疗效优于假针刺；而假穴假刺法的报道只有 1 篇，结果显示针刺与假针刺均无临床疗效。而从疗效的总体情况看，针刺疗效肯定且优于假针刺组的研究共计37项，占了相当大的比例，此外，针刺与假针刺疗效不确定或无效的共为11篇，而真假针刺疗效无差异的研究仅为9项。因此，我们目前还不能得出"针刺与假针刺疗效无差异"及"针刺仅为安慰剂效果"等结论。

5. 德国大样本针灸临床试验中的假针刺对照试验

虽然研究显现出德国假针刺试验存在着上述问题，但是最近我们的另外一项研究对德国近年来的大样本（500例以上）针灸临床试验研究中的假针刺对照的情况进行了监测，发现了另外的问题。

我们对MEDLINE、EMBASE外文数据库进行文献检索，获取德国近15年（1999~2013年）针灸临床试验研究文献，并对其中样本量大于500例的21项研究进行了文献调研，研究发现，近年来在德国进行的大样本针灸临床试验研究虽然较多，但其中采用假针刺对照的研究仅有这3项（表5-7），但其研究结果均为针刺有效，而与假针刺对照疗效无显著差异，这个研究结果应引起国内研究者的重视。

表5-7　德国开展的大样本假针刺对照的针灸临床试验

时间	样本量	题目	疾病	疗效
2004	1000	gerac项目（"德国针灸试验"项目）的初步结果：针灸治疗腰痛和膝痛的疗效优于常规治疗	腰痛，膝盖疼痛	Y，针刺有效，但真假针刺疗效无显著差异
2006	1007	针灸与膝骨关节炎：一项三组对照的随机试验	膝骨关节炎	Y，针刺有效，但真假针刺疗效无显著差异
2007	1007	一项三组对照的随机试验	膝骨关节炎	Y，针刺有效，但真假针刺疗效无显著差异

注：Y代表"针刺有效"，U代表"针刺疗效不确定"，N代表"针刺无效"。

6. 国外大样本的假针刺对照的针灸临床试验的研究概况

国外进行针灸临床大样本的研究体现了他们对针灸疗效的关注程度。以下是我们对MEDLINE、EMBASE外文数据库近年来国外针灸临床研究中大样本（500例以上）假针刺对照试验研究进行的监测，研究结果反映了针刺疗效及与假针刺对照的情况（表5-8）。虽然试验结果基本为针刺有效，但是大多数的试验依然显示出真假针刺之间的疗效无显著差异。

表5-8　国外大样本假针刺对照的针灸临床试验研究概况

序号	年份	国家	题目	针刺与假针刺的比较结果
1	2002	美国	大样本随机假针刺对照试验：耳针治疗酗酒	Y，针刺与假针刺无显著差异
2	2002	澳大利亚	随机对照试验：针刺治疗妊娠早期恶心呕吐对生育的影响	针刺治疗妊娠恶心呕吐无副作用，但针刺与假针刺无显著差异
3	2002	澳大利亚	随机对照试验：针刺治疗妊娠早期恶心呕吐	Y，针刺与假针刺无显著差异
4	2002	澳大利亚	针刺治疗妊娠早期恶心呕吐：假针刺反应与治疗时间	Y，针刺与假针刺无显著差异

续表

序号	年份	国家	题目	针刺与假针刺的比较结果
5	2004	美国	随机对照试验：针刺作为辅助疗法治疗膝盖骨关节炎	Y，针刺比假针刺有效
6	2004	德国	针刺治疗腰痛和膝盖疼痛	Y，针刺与假针刺无显著差异
7	2006	德国	随机试验：针刺治疗骨关节炎疼痛的观察研究	Y，针刺与假针刺无显著差异
8	2007	德国	一项三组对照的随机试验	Y，针刺与假针刺无显著差异
9	2008	美国	随机对照试验方案：针刺治疗慢性腰痛	U（属于实施计划方案）
10	2009	美国	随机试验：针刺、假针刺、常规护理治疗慢性腰痛	Y，针刺与假针刺无显著差异
11	2009	美国	针刺治疗慢性背痛受益患者的特点分析	Y，针刺与假针刺无显著差异
12	2010	丹麦	随机对照试验：针刺对胚胎移植的作用	N，针刺与假针刺无显著差异

注：Y 代表"针刺有效"，U 代表"针刺疗效不确定"，N 代表"针刺无效"。

7. 2014 年国外假针刺对照的针灸临床试验的负面报道

在 2014 年国外针灸临床试验研究中有少量的负面报道，其中绝大多数为假针刺对照试验得出的阴性结果，这给针刺的有效性带来困惑（表 5-9）。

表 5-9　2014 年国外假针刺对照的针灸临床试验的负面报道

国家	题目	期刊	消极的疗效结果
澳大利亚	低剂量激光针治疗非特异性慢性下腰痛的随机双盲对照试验	Acupunct Med	低剂量激光针组、高剂量激光针组、假针刺组（无剂量激光针）三组都减轻了疼痛和功能障碍（$P<0.005$），但是组间无差异
法国	针灸转胎术的随机对照试验研究	Obstet Gynecol	针灸至阴组与假激光组在臀先露情况上没有显著差异（$P=0.10$）。因此，针灸并不是有效的纠正妊娠后期臀先露的有效方法
英国、澳大利亚	针灸治疗慢性膝关节疼痛的随机临床试验	JAMA	在第 12 周针刺和激光针刺可以适度改善疼痛，但是与假激光针刺组相比没有现状差异，因此研究结果不支持给这些患者使用针灸疗法
美国	针灸治疗乳腺癌妇女芳香化酶抑制剂诱发的肌肉骨骼症状的双中心、双盲、随机对照试验	Cancer	针刺组与假针刺组都显著改善了某些症状（$P<0.05$），但组间差异无显著差异 [针刺较假针刺对于减少非裔美国人的潮热的严重程度及频率方面有优势（$P<0.001$），因此种族差异值得进一步研究]
美国	电针治疗芳香化酶抑制剂引起的关节痛的随机试验	Eur J Cancer	与常规护理相比，电针对于乳腺癌关节痛患者有重要且持久的改善，而假针刺组与其疗效相似

8. 分析

假针刺对照的针灸临床试验研究，正吸引着越来越多的针灸科研工作者，近年来已出现了不少的研究成果,成为了针灸临床研究领域的热点对照方法之一。尤其是以美国、德国为首的发达国家,反映出世界对于证实针刺疗效和穴位特异性过程中严格谨慎的科学态度、深入探索的研究精神及不同政策背景下的多重期待。

德国的假针刺事件已经过去8年,这起事件对于我国针灸在世界的传播可以说产生了负面的影响,至少在德国本土的影响力是不小的,针灸被排除在医保之外,针灸教育不再受资助,根据我们对德国医学生来中国中医科学院北京针灸国际培训中心学习人次的数量调查显示,近年来德国学员数量较2006年之前减少了80%。

而从我们对国外假针刺对照的针灸临床试验的监测与调研结果来看,隐藏其中的情况也是有喜有忧,在德国开展的假针刺对照的针灸临床试验中,针刺疗效肯定且优于假针刺组的研究占大多数,而且对于多种假针刺的方法来讲,都出现了矛盾的结果,因此,他们得出的"针刺与假针刺疗效无差异"及"针刺仅为安慰剂效果"等结论目前尚不能被证实,这个结果对于之前德国的假针刺事件可以说是个客观而有力的反驳。

但是我们的研究也发现,近年来在德国进行的3项大样本的研究中,结果均显示针刺有效,但真假针刺疗效无差异;而近年来在美国、澳大利亚等其他发达国家的同类大样本研究中,也出现了同样的结论,虽然其中绝大多数的试验可以证明针刺的有效性,但同时也显示出真假针刺无差异的结果,这些研究不能不引起我们的担忧。多中心、大样本的随机对照试验研究一直是证实临床疗效的有力手段,需要投入更多的人力与研究经费,而其结果也相对严谨科学,更具有说服力,而上述大样本研究中所反映的针刺与假针刺疗效无差异的结论无疑对针灸在世界的发展与广泛传播产生了阻力,给我们的进一步研究提出了新的挑战,应该引起国内研究者的高度重视。

假针刺是具备了安慰对照作用还是治疗作用,一直是各方关注的焦点,不同学者持有不同观点,假针刺能否被用于针灸临床试验作为对照,或者什么样的假针刺方法是较为合适的对照方法,值得我们深入研究,使用正确标准的假针刺作为对照,对经穴的特异性等研究提供了必要的基础与保障,使得穴位的特异性作用更具有说服力。从去年的国际形势来看,假针刺的方法研究已经迫在眉睫。

此外,大样本的研究依然是未来经穴有效性研究的方向之一,是证明经穴特异性的有力证据,其试验结果具有很大的影响力,开展假针刺对照的大样本临床研究是今后科研的重要方向之一。

(四)小结

从以上3个针对国外针灸临床试验的研究可以看到中医情报调研中层层深入的研究过程及研究的战略性特点,以国外针灸临床试验中反映的信息情报为依据,从总体发展趋势入手,分析各洲或各国的发展态势,具有全局性;之后针对国外涉及的针灸适应证为目标,对于1996年WHO制定的针灸适应证标准,提出了"针灸适应证应该得到扩充"的建议,具有战略意义;最后,对于近年来国外针灸临床研究中存在的"假针刺"问题进行全面调研,找到其研究中存在的问题,对国外假针刺对照的方法提出质疑,是对德国等片面报道的反击,为维护针灸的有效性提供有力证据,具有战略性。

以上情报研究探讨了国际针灸发展的趋势及存在的问题,并针对问题提出可行性的解决办法。该研究一方面为维护针灸的国际地位提供了情报支持,另一方面为决策者制定政策、对策等提供了情报服务,以上3个范例从某个具体的角度体现出中医药战略情报研究的方法及过程。

参 考 文 献

何巍，童元元，赵英凯，等．2012．从文献角度看针灸临床试验研究在国外的发展趋势．中国针灸，32（4）：370-373.

何巍，童元元，赵英凯，等．2012．基于国外文献的针灸适应症分析．针刺研究，37（5）：428-430.

何巍，童元元，赵英凯，等．2015．国外假针刺对照的针灸临床试验研究现状分析．针刺研究，05：423-426.

陆聪，何巍，赵英凯．2013．美国针灸教育及资格考试体系探析．中国针灸，12：1131-1134.

Wei He，Yuanyuan Tong，Yingkai Zhao，et al. 2013．Review of controlled clinical trials of acupuncture versus sham acupuncture in Germany．Journal of Traditional Chinese Medicine，33（3）：403-407.

第六章 中药专利研究

知识产权是现代化生产保护和促进科技进步的重要手段。在全球化的背景下，未来国际市场竞争主要是知识产权的竞争。知识产权代表了国家和企业的技术地位和核心竞争力。作为知识产权的重要组成部分的专利中蕴含着大量技术、商业和法律方面的信息，是一座知识挖掘的富矿。

在知识产权战略包括的知识产权创造、运用、保护和管理四个环节中，创造是基础，运用是目的，保护是关键，管理是保障。而在整个知识产权保护体系中，专利保护又是重中之重，对增强我国自主创新能力、建设创新型国家起着首当其冲和不可替代的作用。

专利文献作为科研成果和科学知识的有形载体，不仅能反映成果的研究内容，而且还蕴含着许多表现科学活动的信息。与学术论文、学术报告、著作等文献载体相比，专利文献有更高的知识含量，具有及时性、启发性、可靠性和准确性。随着近年来技术的迅速发展，专利文献数量增长迅速，专利文献已成为获取技术、商业和法律竞争情报的主要战略性信息来源。通过对专利信息进行统计分析与知识挖掘，能够较好地了解国内外技术发展现状、动态趋势和特征，进而挖掘技术机会，帮助解决技术难题，为国家和企业制定决策提供可靠的依据。专利文献中还会提供一些不得向公众透露的关键技术知识，从中可以挖掘出竞争对手的战略计划、市场策略、知识产权等多方面的竞争情报信息。根据世界知识产权组织（WIPO）统计，科学有效地挖掘和利用专利知识，可缩短 60% 的研发时间，并节约 40% 的研发经费，专利知识挖掘已经成为辅助国家进行技术决策、辅助企业进行技术创新研发的重要分析方法。

在目前中药产业国际化的大背景下，中药专利保护既是增强我国中药企业提升和研发产品的动力，也可加快我国中药现代化进程。在中医药走出去的过程中，加强中药专利保护，有利于加强我国自主知识产权中药产品的竞争力，有利于保障我国在植物药和天然药物国际市场上的发言权和主导权，有利于促进中药产业的转型升级，有利于强化中医药文化主权。因此，中药专利保护显得十分重要。

第一节 中药专利概述

（一）概念

1. 中药

据主流观点，中医和中药不可分家，中药是指在中医基础理论指导下用以防病、治病的药物。中药包含中药材、中药饮片、中成药、中药提取物等，也包含与此相关的植物药、动物药、矿物药等天然药物。

2. 专利

专利是专利法中最基本的概念，在不同语境下有三种含义：一是指专利权；二是指受到专利法保护的发明创造；三是指专利文献。

专利的主体包括发明人、申请人和专利权人。专利的课题是发明、实用新型和外观设计三种专利。

专利权是根据法定程序赋予专利权人的一种专有权利。它是无形财产权的一种，与有形财产相比，具有独占性、时间性和地域性。

3. 中药发明专利

中药专利是指针对中药进行申请的专利。中药专利保护的种类包括三种，即发明、实用新型和外观设计。发明专利保护的是产品、方法和用途；实用新型保护着重于产品的结构，在程度上达不到发明的，被称作小发明；外观设计保护的是图案和外形。

中药的发明专利，涉及的范围包括：中药材栽培、养殖技术，中药炮制技术，中药配方，中药有效部位、有效成分，中药中间体，中药剂型，中药制药工程，中药的新用途，中成药，中药保健食品，中药化妆品，中药包装技术，中药制药设备等诸多领域。实用新型专利，涉及中药领域的范围较少，主要有制药机械设备的创制与改进，中药质量检测仪器、设备，中药制药过程中的污染处理设备，中药包装设备等。外观设计专利，主要涉及中药包装、宣传资料等方面。

由于中药产业的技术进步主要体现在与中药本身的开发和研究上，所以中药专利最重要的形式是发明专利。中药领域关于发明创造的专利的保护客体又可以分为：中药产品专利、中药方法专利和中药新用途专利。其中，中药产品专利主要有复方和中药活性成分两种，中药活性成分又包括了有效部位和单一化合物两种；中药方法专利主要有中药制剂的制备方法、活性成分的提取方法、质量控制方法和老药改剂型方法等；中药新用途专利，是指对已知中药发现了某一不为人知的新用途时，就可以针对这一用途本身申请专利。

4. 专利文献

专利文献是各国专利局及国际性专利组织在审批专利过程中产生的官方文件及其出版物的总称。在通常情况下，专利文献主要指专利说明书，但就广义而言，它还包括专利局出版的各类检索工具书，甚至包括专利申请和审批过程中产生的所有文件。

（二）中医药保护的必要性

从古自今，中医药因其理论独特、疗效显著，在我国发挥着举足轻重的作用，并对世界医学界产生了重要影响，如朝鲜在我国中医药基础上形成东医药，日本则在我国中医药基础上形成汉方医药学等，这说明它们与中医药有着千丝万缕的联系。当今社会，中医药仍在保障我国国民健康、促进医疗卫生事业蓬勃发展方面做出了不可磨灭的贡献。

各国文化交流频繁进行，中医药开始走出国门，人们开始认识中医药，接受中医药，逐渐改变过去存在的许多误识。众所周知，西药中新药的研发，一般要用至少12年时间，有的甚至达16年之久，研发所需费用约7000万美元以上。如此高额的投资，如此长久的时间，成功率却令人失望，据统计，成功率介于1%～2%这一区间。因此，可以说西药中研发药物的工作属于风险大、成本高的风险投资活动。相比之下，由于中医药在许多方面具有许多优点，如疗效、副作用、成本等，因此中医药的开发变成了当今社会潜力极大的一个产业。而对中医药的法律保护显得尤为必要，具体表现在以下几个方面：①防止仿制，刺激研发；②防止国外企业掠夺；③为企业带来经济利益。

（三） 中医药的专利保护及其缺陷

1985 年实施的《专利法》不授予药品专利权，也不授予依化学方法获得的物质专利权，只是对药品的生产方法及依化学方法获得的物质的生产方法授予专利权。1993 年生效的《专利法》，扩大了专利的保护范围，对上述产品也可以授予专利权，开创药品发明专利授予的先河，为我国《专利法》与国际接轨奠定基础。这一修改刺激药品专利申请数目的骤增，当年中药专利申请就达 2700 多项，其中，发明专利 2196 项、实用新型 483 项、外观设计 28 项。但是，中医药在专利保护方面存在诸多问题，主要有：①专利申请周期较长；②中药在专利三性方面难以达到要求；③中药复方的专利保护属于弱保护；④中药保护西药化；⑤中药侵权认定难；⑥申请中药国际专利的项目极少；⑦不能保护诊疗方法。

第二节　专利数据库

（一） 国内专利数据库

国内提供中国专利检索的数据库有不少，但在中药国内专利检索分析的应用中，主要集中在三个数据源，包括国家知识产权局网上免费提供的中国专利数据库、知识产权局出版社的 CNIPR 专利信息服务平台，以及上海市知识产权局的上海知识产权公共服务平台。三个数据库在数据量上基本一致，但在检索功能上略有不同。

（1）国家知识产权局是中国专利审批的政府机构，在互联网上提供了免费的专利检索系统（http：//www. sipo. gov. cn/zljsfl/），该系统有 4 个子系统，分别是专利检索及分析、中国及多国专利审查信息查询、中国专利公布公告查询和中国专利事务信息查询。最常用到的专利检索及分析子系统收录了 103 个国家、地区和组织的专利数据，以及引文、同族、法律状态等数据信息，其中涵盖了中国、美国、日本、韩国、英国、法国、德国、瑞士、俄罗斯、欧洲专利局和世界知识产权组织等。检索功能包括常规检索、表格检索、药物专题检索、检索历史、检索结果浏览、文献浏览、批量下载等，其中常规检索和表格检索两种为免费检索方式，同时提供了 16 个检索字段，包括申请号、申请日、公开（公告）号、公开（公告）日、发明名称、IPC 分类号、申请（专利权）人、发明人、优先权号、优先权日、摘要、权利要求、说明书、关键词、代理人和代理机构。该系统还提供了快速分析、定制分析、高级分析、生成分析报告等分析功能。

（2）知识产权局出版社的 CNIPR 专利信息服务平台（http：//search. cnipr. com/）包括中、日、英三个版本，收录全世界 100 余个国家、地区和组织的专利数据资源。检索功能包括智能检索、高级检索、法律状态检索、失效专利检索和运营信息检索等，提供 21 个检索字段，包括申请（专利）号、申请日、公开（公告）号、公开日、名称、摘要、权利要求书、说明书、申请（专利权）人、发明（设计）人、国际专利主分类号、国际专利分类号、地址、国省代码、同族专利、优先权、代理机构、代理人、名称/摘要、名称/摘要/权利要求书、法律状态。该系统还具有专利分析、预警、信息管理和机器翻译等功能。

（3）上海市知识产权信息平台检索系统（http：//www. shanghaiip. cn/Search/login. do）收录了 70 多个国家、国际组织和地区的专利文摘数据，其中，中国专利数据还包括了代码化全文数据，实现了真正意义上的全文检索。检索功能包括简单检索、表格检索、高级检索、专利分类检索、法律状态检索等，提供 30 个检索字段，包括申请人、申请日、申请号、发明人、文摘、代理人、发明名称、优先权项、说明书、范畴分类、代理机构、申请国家、欧洲分类、主分类号、分类号、国家/省市、同族专利、联系地址、专利公开号、PCT 国际公布号、PCT 国际公布日、PCT 国际申请号、PCT 国际申请日、PCT 进入国家阶段日、被引证专利号、主权利要求、被引证非专利文献、邮编、美国分类、公开/公告日。该系统还具有自动提取关键词、题录文摘下载、实时生成数据库、词表管理、统计分析、数据管理等功能。

（二）国外专利数据库

1. DII 专利数据库

Thomson Reuters 旗下德温特信息公司（DERWENT INFORMATION LTD.）拥有世界领先的专利数据库——德温特世界专利索引（derwent world patent index，DWPI）。截至 2009 年 4 月，DWPI 收录了 1963 年至今，全球 41 个主要专利出版组织、超过 1740 万条记录，一条记录代表一个专利族，涵盖了 3720 多万条专利信息。

Thomson Reuters 旗下德温特信息公司的德温特专利引文索引数据库（derwent patent citation index，DPCI）是一个基于引证关系建立起来的专利数据库。1973 年至 2010 年 3 月，DPCI 收录了 970 多万条记录，一条记录代表一个专利族，涵盖 9800 多万条专利参考文献和 1100 条非专利参考文献。

DII（derwent innovation index）是将德温特世界专利索引与德温特专利引文索引整合成的德温特世界专利创新索引。作为世界范围内具有重大影响力的在线专利数据库，DII 包含快速检索、被引专利检索、化合物检索及高级检索 4 种检索方式。

2. USPTO 专利数据库

美国专利商标局（U. S. Patent & Trademark Office，USPTO）是美国商务部下设机构之一，主要受理专利和商标注册、审查和颁发，通过 USPTO 的网站（http：//www. uspto. gov）可以查询美国专利及商标相关信息。USPTO 提供的专利文献包括专利说明书、专利公报及专利索引等。USPTO 包含快速检索、高级检索和专利号检索 3 种检索方式。

3. 欧洲专利局的 esp@cenet 专利数据库

esp@cenet 网络数据库平台（http：//ep. espacenet. com）由欧洲专利局、欧洲专利组织成员国及欧洲委员会合作开发。截至 2009 年 5 月，该系统收录了 1836 年以来 90 个国家和专利组织的 6500 万条专利记录。检索字段包括关键词、专利号、申请人、专利名称和文摘等。

4. 日本专利局的专利检索系统

日本工业知识产权电子图书馆 IPDL 是日本专利局官方开设的专利检索系统（http：//www. ipdl. inpit. go. jp/homepg_ e. ipdl），该系统收录了 4800 多万份专利文献，并且可以免费检索。

第三节 检索策略

（一）字段检索

常用的中药专利检索字段包括申请号、申请日、公开（公告）号、公开（公告）日、发明名称、IPC 分类号、申请（专利权）人、发明人、优先权号、优先权日、摘要、权利要求、说明书、关键词、代理人和代理机构等。字段检索一般在专利数据库的常规检索中都能够实现，这种检索方法较直观和具有针对性。

（二）IPC 国际专利分类检索

在 IPC（国际专利分类）系统中，中药相关专利集中在 A 大类人类生活需要中，具体涉及的主要 IPC 分类有：

A：人类生活需要；A61：医学或兽医学、卫生学。

A61K：医用、牙科用或梳妆用的配制品。其中，A61K35：含有其有不明结构的原材料或其反应产物的医用配制品。A61K36：含有来自藻类、苔藓、真菌或植物或其派生物，例如，传统草药的未确定结构的药物制剂。A61K125：含根、鳞茎、块茎、球茎、根茎或从根、球根、块茎、球茎、根茎获得的。A61K127：含叶或从叶获得的。A61K129：含树皮或从树皮获得的。A61K133：含花或花簇或从花或花簇获得的。A61K135：含茎、梗、枝条、桠枝、嫩枝或从茎、梗、枝条、桠枝、嫩枝获得的。

1. 专利药物剂型的 IPC 分类

在国际专利分类表中 A61K9 是有关药物剂型的分类，具体分类明细及从属关系见表 6-1。

表 6-1　专利药物剂型分类表

排序	IPC 分类号	技术领域（中文）	技术领域（英文）
	A61K9/00	以特殊物理形状为特征的医药配制品	Medicinal preparations characterized by special physical form
1	A61K9/02	塞剂；栓剂；塞剂或栓剂的基质（制造装置入 A61J 3/08；引入体内的用具入 A61M 31/00）	Suppositories；Bougies；Bases for suppositories or bougies
2	A61K9/06	软膏剂；其基质（制造装置入 A61J 3/04）	Ointments；Bases therefor
3	A61K9/08	溶液	Solutions
4	A61K9/10	分散液；乳剂	Dispersions；Emulsions
4.1	A61K9/107	乳剂	Emulsions
4.1.1	A61K9/113	多重乳剂，如油包水包油	Multiple emulsions, e.g. oil-in-water-in-oil
4.2	A61K9/12	气雾剂；泡沫剂	Aerosols；Foams
4.3	A61K9/127	脂质体	Liposomes
4.3.1	A61K9/133	单层囊	Unilamellar vesicles
5	A61K9/14	细粒状，如粉末（微型胶囊入 A61K 9/50）	Particulate form, e.g. powders
5.1	A61K9/16	块状；粒状；微珠状	Agglomerates；Granulates；Microbeadlets
5.2	A61K9/18	吸附物	Adsorbates
5.3	A61K9/19	冻干（粉）的	lyophilised
6	A61K9/20	丸剂、锭剂或片剂	Pills, lozenges or tablets
6.1	A61K9/22	持续释放或间断释放型	Sustained or differential release type
6.1.1	A61K9/24	层或压成薄片的单元剂型	Layered or laminated unitary dosage forms

排序	IPC 分类号	技术领域（中文）	技术领域（英文）
6.1.2	A61K9/26	载基中的分散粒子	Discrete particles in supporting matrix
6.2	A61K9/28	糖衣药丸；包衣的丸剂或片剂	Dragees；Coated pills or tablets
6.2.1	A61K9/30	有机包衣层	Organic coatings
6.2.1.1	A61K9/32	含固体合成聚合物的	Containing solid synthetic polymers
6.2.1.2	A61K9/34	含天然树胶或树脂的	Containing natural gums or resins
6.2.1.3	A61K9/36	含糖类或其衍生物的	Containing carbohydrates or derivatives thereof
6.2.1.4	A61K9/38	含蛋白质或其衍生物的	Containing proteins or derivatives thereof
6.2.1.4.1	A61K9/40	含明胶的	Gelatin containing
6.2.1.5	A61K9/42	含蜡、高级脂肪酸、高级脂肪醇或其衍生物，如含巧克力	Containing waxes, higher fatty acids, higher fatty alcohols, or derivatives thereof, e. g. chocolate
6.3	A61K9/44	印花、压纹、开槽或打孔的	Printed, embossed, grooved, or perforated
6.4	A61K9/46	泡腾剂	effervescent
7	A61K9/48	胶囊制剂，如用明胶、巧克力制造的	Preparations in capsules, e. g. of gelatin, of chocolate
7.1	A61K9/50	微型胶囊	Microcapsules
7.1.1	A61K9/51	毫微胶囊	Nanocapsules
7.2	A61K9/52	持续释放型或间断释放型	Sustained or differential releasetype type
7.2.1	A61K9/54	具有不同厚度或不同材料包衣层的分散微粒	Containing discrete particles with coatings of different thicknesses or different materials
7.2.1.1	A61K9/56	有机包衣层	Organic coatings
7.2.1.1.1	A61K9/58	含固体合成聚合物的	Containing solid synthetic polymers
7.2.1.1.2	A61K9/60	含天然树胶或树脂的	Containing natural gums or resins
7.2.1.1.3	A61K9/62	含糖类或其衍生物的	Containing carbohydrates or derivatives thereof
7.2.1.1.4	A61K9/64	含蛋白质或其衍生物的	Containing proteins or derivatives thereof
7.2.2	A61K9/66	含乳剂、分散液或溶液的	Containing emulsions, dispersions or solutions
8	A61K9/68	口香糖类型的	Chewing gum type
9	A61K9/70	网状、片状或丝状基料	Web, sheet or filament bases
10	A61K9/72	（供吸烟或）吸入用的	For smoking or inhaling

2. 专利药物适应证的 IPC 分类

在国际专利分类表中 A61P 是有关药物适应证的分类，具体分类明细及从属关系见表 6-2。

表 6-2　专利药物适应证分类表

排序	IPC 分类号	技术领域（中文）	技术领域（英文）
	A61P	化合物或药物制剂的特定治疗活性	Specific therapeutic of chemical compounds or medicinal preparations
1	A61P1/00	治疗消化道或消化系统疾病的药物	Drugs for disorders of the alimentary tract or the digestive system

续表

排序	IPC 分类号	技术领域（中文）	技术领域（英文）
1.1	A61P1/02	口腔用制剂，如治疗龋齿、口疮或牙周炎的药物	Stomatological preparations, e.g. drugs for caries, aphtae, periodontitis
1.2	A61P1/04	治疗溃疡、胃炎或回流性食管炎的药物，如抗酸药、酸分泌抑制剂、黏膜保护剂	For ulcers, gastritis or reflux esophagitis, e.g. antacids, inhibitors of acid secretion, mucosal protectants
1.3	A61P1/06	镇痉药，如治疗结肠、食管痉挛性运动障碍的药物	Anti-spasmodics, e.g. drugs for colics, esophagic dyskinesia
1.4	A61P1/08	治疗恶心、晕动病或者眩晕的药物；止吐药	For nausea, cinetosis or vertigo; Antiemetics
1.5	A61P1/10	轻泻药	Laxatives
1.6	A61P1/12	止泻药	Antidiarrhoeals
1.7	A61P1/14	助消化药，如酸类、酶类、食欲兴奋剂、抗消化不良药、滋补药、抗肠胃气胀药	Prodigestives, e.g. acids, enzymes, appetite stimulants, antidyspeptics, tonics, antiflatulents
1.8	A61P1/16	治疗肝脏或胆囊疾病的药物，如保肝药、利胆药、溶石药	For liver or gallbladder disorders, e.g. hepato-protective agents, cholagogues, litholytics
1.9	A61P1/18	治疗胰腺疾病的药物，如胰酶	For pancreatic disorder, e.g. pancreatic enzymes
2	A61P3/00	治疗代谢疾病的药物	Drugs for disorders of the metabolism
2.1	A61P3/02	营养物，如维生素、矿物质	Nutrients, e.g. vitamins, minerals
2.2	A61P3/04	减食欲剂；抗肥胖剂	Anorexiants; Antiobesity angents
2.3	A61P3/06	抗高血脂药	Antihyperlipidemics
2.4	A61P3/08	用于葡萄糖体内平衡的药物	Foe glucose homeostasis
2.4.1	A61P3/10	治疗高血糖症的药物，如抗糖尿病药	For hyperglycaemia, e.g. antidiabetics
2.5	A61P3/12	用于电解质体内平衡的药物	For electrolyte homeostasis
2.5.1	A61P3/14	用于钙体内平衡的药物	For calcium homeostasis
3	A61P5/00	治疗内分泌系统疾病的药物	Drugs for disorders of the endocrine system
3.1	A61P5/02	下丘脑激素的，如 TRH、GnRH、CRH、GRH、生长激素释放抑制因子	Of the hypothalamic hormones, e.g. TRH, GnRH, CRH, GRH, somatostatin
3.1.1	A61P5/04	用于降低、阻断或拮抗下丘脑激素活性的	For decreasing, blocking or antagonizing the activity of the hypothalamic hormones
3.2	A61P5/06	垂体前叶激素的，如 TSH、ACTH、FSH、LH、PRL、GH	Of the anterior pituitary hormones, e.g. TSH, SCTH, FSH, LH, PRL, GH
3.2.1	A61P5/08	用于降低、阻断或拮抗垂体前叶激素活性的	For decreasing, blocking or antagonizing the activity of the anterior pituitary hormones

续表

排序	IPC 分类号	技术领域（中文）	技术领域（英文）
3.3	A61P5/10	垂体后叶激素的，如缩宫素、ADH	Of the posterior pituitary hormones, e.g. oxytocin, ADH
3.3.1	A61P5/12	用于降低、阻断或拮抗垂体后叶激素活性的	For decreasing, blocking or antagonizing the activity of the thyroid hormones
3.4	A61P5/14	甲状腺激素，如T3、T4	Of the thyroid hormones, e.g. T3, T4
3.4.1	A61P5/16	用于降低、阻断或拮抗甲状腺激素活性的	For decreasing, blocking or antagonizing the activity of the thyroid hormones
3.5	A61P5/18	甲状旁腺激素	Of the parathyroid hormones
3.5.1	A61P5/20	用于降低、阻断或拮抗甲状旁腺激素活性药物	For decreasing, blocking or antagonizing the activity of PTH
3.5.2	A61P5/22	用于降低、阻断或拮抗降钙素活性药物	For decreasing, blocking or antagonizing the activity of calcitonin
3.6	A61P5/24	性激素	Of the sex hormones
3.6.1	A61P5/26	雄激素	Androgens
3.6.2	A61P5/28	抗雄激素	Antiandrogens
3.6.3	A61P5/30	雌激素	Oestrogens
3.6.4	A61P5/32	抗雌激素	Antioestrogens
3.6.4	A61P5/34	孕激素	Gestagens
3.6.6	A61P5/36	抗孕激素	Antigestagens
3.7	A61P5/38	肾上腺激素	Of the suprarenal hormones
3.7.1	A61P5/40	盐皮质类固醇，如醛固酮；增强或保护盐皮质类固醇活性的药物	Mineralocorticosteroids, e.g. aldosterone; Drugs increasing or potentiating the activity of mineralocorticosteroids
3.7.2	A61P5/42	用于降低、阻断或拮抗盐皮质类固醇活性的药物	For decreasing, blocking or antagonizing the activity of mineralocorticosteroids
3.7.3	A61P5/44	糖皮质类固醇；增强或保护糖皮质类固醇活性的药物	Glucocorticosteroids; Drugs increasing or potentiating the activity of glucocorticosteroids
3.7.4	A61P5/46	用于降低、阻断或拮抗糖肾上腺皮质类固醇活性的药物	For decreasing, blocking or antagonizing the activity of glucocorticosteroids
3.8	A61P5/48	胰激素	Of the pancreatic hormones
3.8.1	A61P5/50	用于增强或保护胰岛素活性的药物	For increasing or potentiating the activity of insulin
4	A61P7/00	治疗血液或细胞外液疾病的药物	Drugs for disorders of the blood or the extracelluar fluid
4.1	A61P7/02	抗血栓形成剂；抗凝血药；血小板凝聚抑制剂	Antithrombotic agents; Anticoagulants; Platelet aggregation inhibitors

排序	IPC 分类号	技术领域（中文）	技术领域（英文）
4.2	A61P7/04	抗出血药；促凝血剂；止血药剂；抗纤维蛋白溶解剂	Antihaemorrhagics；Procoagulants；Haemostatatic agents；Antifibrinolytic agents
4.3	A61P7/06	补血药	Antianaemics
4.4	A61P7/08	血浆替代品；灌注液；透析剂或血透析剂；治疗电解质或酸—碱疾病的药物，如低血容量休克药	Plasma substitutes；Perfusion solutions；Dialytics or haemodialytics；Drugs for electrolytic or acid-base disorders, e. g. hypovolemic shock
4.5	A61P7/10	抗水肿剂；利尿剂	Antioedematous agents；Diuretics
4.6	A61P7/12	止尿剂，如治疗尿崩症的药物	Antidiuretics, e. g. drugs for diabetes insipidus
5	A61P9/00	治疗心血管系统疾病的药物	Drugs for disorders of the cardiovascular system
5.1	A61P9/02	非特异性心血管兴奋剂，如治疗晕厥的药物、抗低血压药	Non- specific cardiovascular stimulants, e. g. drugs for syncope, antihypotensives
5.2	A61P9/04	影响肌收缩的药剂，即心脏收缩兴奋剂；治疗心力衰竭的药物	Inotropic agents, i. e. stimulants of cardiac contraction；Drugs for heart failure
5.3	A61P9/06	抗心律失常药	Antiarrhythmics
5.4	A61P9/08	针对多种症状的血管舒张药	Vasodilators for multiple indications
5.5	A61P9/10	治疗局部缺血或动脉粥样硬化疾病的药物，如抗心绞痛药、冠状血管舒张药、治疗心肌梗死、视网膜病、脑血管功能不全、肾动脉硬化疾病的药物	For treating ischaemic or atherosclerotic diseases, e. g. antianginal drugs, coronary vasodilators, drugs for myocardial infarction, retinopathy, cerebrovascula insufficiency, renal arteriosclerosis
5.6	A61P9/12	抗高血压药	Antihypertensives
5.7	A61P9/14	血管保护药；治疗痔疮药；治疗曲张的药物；毛细血管稳定剂	Vasoprotectives；Antihaemorrhoidals；Drugs for varicose therapy；Capillary stabilisers
6	A61P11/00	治疗呼吸系统疾病的药物	Drugs for disorders of the respiratory system
6.1	A61P11/02	鼻用剂，如减充血剂	Nasal agents, e. g. decongestants
6.2	A61P11/04	用于咽喉疾病的药物	For throat disorders
6.3	A61P11/06	止喘药	Antiasthmatics
6.4	A61P11/08	支气管扩张药	Bronchodilators
6.5	A61P11/10	祛痰药	Expectorants
6.6	A61P11/12	黏液溶解药	Mucolytics
6.7	A61P11/14	镇咳药	Antitussive agents
6.8	A61P11/16	中枢呼吸兴奋剂	Central respiratory analeptics
7	A61P13/00	治疗泌尿系统的药物	Drugs for disorders of the urinary system
7.1	A61P13/02	用于尿道或泌尿道的药物，如尿的酸化剂	Of urine or the urinary tract, e. g. urine acidifiers
7.2	A61P13/04	用于尿石病的药物	For urolithiasis
7.3	A61P13/06	抗痉挛药	Anti- spasmodics

续表

排序	IPC 分类号	技术领域（中文）	技术领域（英文）
7.4	A61P13/08	用于前列腺的药物	Of the prostate
7.5	A61P13/10	用于膀胱的药物	Of the bladder
7.6	A61P13/12	用于肾脏的药物	Of the kidneys
8	A61P15/00	治疗生殖或性疾病的药物	Drugs for genital or sexual disorders; Contraceptives
8.1	A61P15/02	用于阴道疾病的药物	For disorders of the vagina
8.2	A61P15/04	用于诱导分娩或流产的；子宫收缩药	For inducing labour or abortion; Uterotonics
8.3	A61P15/06	安胎药；分娩抑制剂	Antiabortive agents; Labour repressants
8.4	A61P15/08	用于性腺疾病或用于促进生育的，如排卵或精子产生的诱导剂	For gonadal disorders or for enhancing fertility, e. g. inducers of ovulation or of spermatogenesis
8.5	A61P15/10	用于阳痿的药物	For impotence
8.6	A61P15/12	用于更年期疾病的药物	For climacteric disorders
8.7	A61P15/14	用于泌乳疾病的药物，如乳溢	For lactation disorders, e. g. galactorrhoea
8.8	A61P15/16	男性避孕药	Masculine contraceptives
8.9	A61P15/18	女性避孕药	Feminine contraceptives
9	A61P17/00	治疗皮肤疾病的药物	Drugs for dermatological disorders
9.1	A61P17/02	治疗伤口、溃疡、烧伤、疤痕、疙瘩等的药物	For treating wounds, ulcers, burns, scars, keloids, or the like
9.2	A61P17/04	止痒药	Antipruritics
9.3	A61P17/06	治疗牛皮癣药	Antipsoriatics
9.4	A61P17/08	抗皮脂溢药	Antiseborrheics
9.5	A61P17/10	抗痤疮药	Anti-acne agents
9.6	A61P17/12	角质层分离剂，如疣或抗鸡眼制剂	Keratolytics, e. g. wart or anti-cornpreparations
9.7	A61P17/14	用于秃发或脱发的药物	For baldness or alopecia
9.8	A61P17/16	润肤剂或防护剂，如抗辐射的药物	Emollients or protectives, e. g. against radiation
9.9	A61P17/18	抗氧化剂，如抗自由基	Antioxidants, e. g. antiradicals
10	A61P19/00	治疗骨骼疾病的药物	Drugs for skeletal disorders
10.1	A61P19/02	用于关节疾病的药物，如关节炎、关节病	For joint disorders, e. g. arthritis, arthrosis
10.2	A61P19/04	用于结缔组织非特异性疾病的药物	For non-specific disorders of the connective tissue
10.3	A61P19/06	抗痛风剂，如高尿酸血症或促尿酸尿药	Antigout agents, e. g. antihyperuricemic or uricosuric agents
10.4	A61P19/08	用于骨疾病的药物，如佝偻病体质、再发性脓肿疾病	For bone diseases, e. g. rachitism, Paget's disease
10.4.1	A61P19/10	用于骨质疏松症	For osteoporosis

续表

排序	IPC 分类号	技术领域（中文）	技术领域（英文）
11	A61P21/00	治疗肌肉或神经肌肉系统疾病的药物	Drugs for disorders of the muscular or neuromuscular system
11.1	A61P21/02	肌肉松弛剂，如用于破伤风或痛性痉挛	Muscle relaxants, e. g. for tetanus or cramps
11.2	A61P21/04	用于重症肌无力的药物	For myasthenia gravis
11.3	A61P21/06	合成代谢剂	Anabolic agents
12	A61P23/00	麻醉剂	Anaesthetics
12.1	A61P23/02	局部麻醉剂	Local anaesthetics
13	A61P25/00	治疗神经系统疾病的药物	Drugs for disorders of the nervous system
13.1	A61P25/02	用于外周神经病的药物	For peripheral neuropathies
13.2	A61P25/04	中枢作用的止痛药，如类阿片	Centrally acting analgesics, e. g. opioids
13.3	A61P25/06	抗偏头痛药	Antimigraine agents
13.4	A61P25/08	抗癫痫药；抗惊厥药	Antiepileptics; Anticonvulsants
13.4.1	A61P25/10	用于癫痫小发作的药物	For petit-mal
13.4.2	A61P25/12	用于癫痫大发作的药物	For grand-mal
13.5	A61P25/14	用于治疗异常运动的，如舞蹈病，运动障碍	For treating abnormal movements, e. g. chorea, dyskinesia
13.5.1	A61P25/16	抗帕金森病的药物	Anti-Parkinson drugs
13.6	A61P25/18	抗精神病药，如神经阻滞剂；用于治疗狂躁或精神分裂症的药物	Antipsychotics, i. e. neuroleptics; Drugs for mania or schizophrenia
13.7	A61P25/20	安眠药；镇静药	Hypnotics; Sedatives
13.8	A61P25/22	抗焦虑药	Anxiolytics
13.9	A61P25/24	抗抑郁药	Antidepressants
13.10	A61P25/26	抗抑郁药	Psychostimulants, e. g. nicotine, cocaine
13.11	A61P25/28	用于治疗中枢神经系统神经变性疾病的药物，如精神功能改善剂、识别增强剂、用于治疗早老性痴呆或其他类型的痴呆的药物	For treating neurodegenerative disorders of the central nervous system, e. g. nootropic agents, cognition enhancers, drugs for treating Alzheimer's disease or other forms of dementia
13.12	A61P25/30	用于治疗滥用或依赖的药物	For treating abuse or dependence
13.12.1	A61P25/32	酒精滥用	Alcohol-abuse
13.12.2	A61P25/34	烟草滥用	Tobacco-abuse
13.12.3	A61P25/36	鸦片滥用	Opioid-abuse
14	A61P27/00	治疗感觉疾病的药物	Drugs for disorders of the senses
14.1	A61P27/02	眼用药剂	Ophthalmic agents
14.1.1	A61P27/04	人工泪液；冲洗液	Artificial tears; Irrigation solutions
14.1.2	A61P27/06	抗青光眼剂或缩瞳药	Antiglaucoma agents or miotics

续表

排序	IPC 分类号	技术领域（中文）	技术领域（英文）
14.1.3	A61P27/08	散瞳药或睫状肌麻痹剂	Mydriatics or cyclopleqics
14.1.4	A61P27/10	用于调节性疾病的，如近视	For accommodation disorders, e. g. myopia
14.1.5	A61P27/12	用于白内障	For cataracts
14.1.6	A61P27/14	减充血剂或抗过敏剂	Decongestants or antiallergics
14.2	A61P27/16	耳用药	Otologicals
15	A61P29/00	非中枢性止痛剂，退热药或抗炎剂，如抗风湿药；非甾体抗炎药（NSAIDs）	Non- central analgesic, antipyretic or antiinflammatory agents, e. g antirheumatic agents；Non-steroidal antiinflammatory drugs（NSAIDs）
15.1	A61P29/02	没有抗炎作用的	Without antiinflammatory effect
16	A61P31/00	抗感染药，即抗生素、抗菌剂、化疗剂	Antiinfectives, i. e. antibiotics, antiseptics, chemotherapeutics
16.1	A61P31/02	局部抗菌剂	Local antiseptics
16.2	A61P31/04	抗细菌药	Antibacterial agents
16.2.1	A61P31/06	用于结核病的药物	For tuberculosis
16.2.2	A61P31/08	用于麻风病的药物	For leprosy
16.3	A61P31/10	抗真菌剂	Antimycotics
16.4	A61P31/12	抗病毒剂	Antivirals
16.4.1	A61P31/14	用于 RNA 病毒的药物	For RNA viruses
16.4.1.1	A61P31/16	用于流行性感冒或鼻病毒的药物	For influenza or rhinoviruses
16.4.1.2	A61P31/18	用于 HIV	For HIV
16.4.2	A61P31/20	用于 DNA 病毒的药物	For DNA viruses
16.4.2.1	A61P31/22	用于疱疹病毒的药物	For herpes viruses
17	A61P33/00	抗寄生虫药	Antiparasitic agents
17.1	A61P33/02	抗原生动物药，如利什曼病、滴虫病、弓形体病	Antiprorozoals, e. g. for leishmaniasis, trichomoniasis, toxoplasmosis
17.1.1	A61P33/04	杀变形虫药	Amoebicides
17.1.2	A61P33/06	抗疟药	Antimalarials
17.1.3	A61P33/08	用于治疗卡氏肺囊虫的药物	For pneumocystis carinii
17.2	A61P33/10	抗蠕虫药	Anthelmintics
17.2.1	A61P33/12	杀血吸虫药	Schistosomicides
17.3	A61P33/14	杀体外寄生虫药，如杀疥螨药	Ectoparasiticides, e. g. scabicides
18	A61P35/00	抗肿瘤药	Antineoplastic agents
18.1	A61P35/02	对白血病有特异性的药物	Specific for leukemia
18.2	A61P35/04	对转移瘤有特异性的药物	Specific for metastasis
19	A61P37/00	治疗免疫或过敏性疾病的药物	Drugs for immunological or allergic disorders

续表

排序	IPC 分类号	技术领域（中文）	技术领域（英文）
19.1	A61P37/02	免疫调节剂	Immunomodulators
19.1.1	A61P37/04	免疫兴奋剂	Immunostimulants
19.1.2	A61P37/06	免疫抑制剂，如用于移植排斥的药物	Immunosuppressants, e. g. drugs for graft rejection
19.2	A61P37/08	抗过敏剂	Antiallergic agents
20	A61P39/00	全身保护或抗毒剂	General protective or antinoxious agents
20.1	A61P39/02	解毒剂	Antidotes
20.2	A61P39/04	整合剂	Chelating agents
20.3	A61P39/06	自由基清除剂或抗氧化剂	Free radical scavengers or antioxidants
21	A61P41/00	用于外科手术方法中的药物，如用于预防粘连或用于玻璃体替代物的外科手术辅药	Drugs used in surgical methods, e. g. surgery adjuvants for preventing adhesion or for vitreum substitution
22	A61P43/00	在 A61P 1/00 到 A61P 41/00 组中不包含的，用于特殊目的的药物	Drugs for specific purposes

（三）关键词检索

经查阅中药相关词典、教科书及国内外相关标准，列出以下常用动物药和矿物药的英文名、药材名和拉丁名，以作为制定关键词检索策略的参考依据（表6-3）。

表6-3　检索所用常用动物药和矿物药列表

序号	英文名	药材名	拉丁名
1	Coin-like White-Banded Snake	金钱白花蛇	*Bungarus Parvus*
2	Frog's Oviduct	哈蟆油	*Ranae Oviductus*
3	Pangolin Scales	穿山甲	*Manis Squama*
4	Sea Horse	海马	*Hippocampus*
5	Pipefish	海龙	*Syngnathus*
6	Cuttlebone	海螵蛸	*Sepiae Endoconcha*
7	Mantis Egg-Case	桑螵蛸	*Mantidis Ootheca*
8	Pig Gall Powder	猪胆粉	*Suis Fellis Pulvis*
9	Deer Horn（Antler）	鹿角	*Cervi Cornus*
10	Piose Antler	鹿茸	*Cornu Cervi PantotrichumConcisum*
11	Musk	麝香	*Moschus*
12	Deerhorn Glue	鹿角胶	*Cervi Cornus Colla*
13	Blister Beetle	斑蝥	*Mylabris*
14	Clam Shell	蛤壳	*Meretricis Concha Cyclinae Concha*
15	Tokay Gecko	蛤蚧	*Gecko*

续表

序号	英文名	药材名	拉丁名
16	Centipede	蜈蚣	*Scolopendra*
17	Honeycomb	蜂房	*Vespae Nidus*
18	Propolis	蜂胶	*Propolis*
19	Honey	蜂蜜	*Mel*
20	Beeswax	蜂蜡	*Cera Flava*
21	Cicada	蝉蜕	*Cicadae Periostracum*
22	Long-nosed Pit Viper	蕲蛇	*Agkistrodon*
23	Stiff Silkworm	僵蚕	*Bombyx Batryticatus*
24	Toad Venom	蟾酥	*Bufonis Venenum*
25	Turtle Carapace	鳖甲	*Trionycis Carapax*
26	Nacre	珍珠母	*Margaritifera Concha*
27	Pearl	珍珠	*Margarita*
28	Artificial Cow-bezoan	人工牛黄	*Bovis Calculus Artifactus*
29	Cow-bezoan Cultured in Vitro	体外培育牛黄	*Bovis Calculus Sativus*
30	Halite	大青盐	*Halitum*
31	Gypsum	石膏	*Gypsum Fibrosum*
32	Alum	白矾	*Alumen*
33	Sodium Sulfate	芒硝	*Natrii Sulfas*
34	Sodium Sulfate Powder	玄明粉	*Natrii Sulfas Exsiccatus*
35	Cinnabar	朱砂	*Cinnabaris*
36	Pyrite	自然铜	*Pyritum*
37	Red Mercuric Oxide	红粉	*Hydrargyri Oxydum Rubrum*
38	Red Halloysite	赤石脂	*Halloysitum Rubrum*
39	Ophicalcite	花蕊石	*Ophicalcitum*
40	Mica-schist	金礞石	*Micae Lapis Aureus*
41	Chlorite Schist	青礞石	*Chloriti Lapis*
42	Melanterite	皂矾（绿矾）	*Melanteritum*
43	Calamine	炉甘石	*Calamina*
44	Stalactite	钟乳石	*Stalactitum*
	Kelp or Tangle	昆布	*Laminariae Thallus*
			Eckloniae Thallus
45	Natural Indigo	青黛	*Indigo Naturalis*
46	Human Placenta	紫河车	*Hominis Placenta*
47	Carbonized Hair	血余炭	*Crinis Carbonisatus*
48	Stink-bug	九香虫	*Aspongopus*

续表

序号	英文名	药材名	拉丁名
49	Ground Beetle	土鳖虫（䗪虫）	*Eupolyphaga Steleophaga*
50	Arc Shell	瓦楞子	*Arcae Concha*
51	Horn	水牛角	*Bubali Cornu*
52	Antelope Horn	羚羊角	*Saigae Tataricae Cornu*
53	Cow-bezoar	牛黄	*Bovis Calculus*
54	Black-tail Snake	乌梢蛇	*Zaocys*
55	Snake	蛇蜕	*Serpentis Periostracum*
56	Leech	水蛭	*Hirudo*
57	Abalone Shell	石决明	*Haliotidis Concha*
58	Earthworm	地龙	*Pheretima*
59	Insect Wax	虫白蜡	*Cera Chinensis*
60	Scorpion	全蝎	*Scorpio*
61	Oyster Shell	牡蛎	*Ostreae Concha*
62	Tortoise Carapace and Plastron	龟甲	*Testudinis Carapax Et Plastrum*
63	Donkey-hide Glue	阿胶	*Asini Corii Colla*
64	Chicken's Gizzard-skin	鸡内金	*Galli Gigerii Endothelium*
65	Calomel	轻粉	*Calomelas*
67	Limonite	禹余粮	*Limonitum*
68	Sulfur	硫黄	*Sulfur*
69	Realgar	雄黄	*Realgar*
70	Fluorite	紫石英	*Fluoritum*
71	Talc	滑石	*Talcum*
72	Magnetite	磁石	*Magnetitum*
73	Hematite	赭石	Haematitum

(四) IPC 分类与关键词综合检索

为防止漏检，在对中药专利的检索策略中，一般需要将 IPC 分类号与关键词组合进行检索。

第四节 研究方法

(一) 定量分析与定性分析

定量分析即对专利文献的外部特征（专利文献的各种著录项目）按照一定的指标（如专

利申请量）进行统计，并对有关的数据进行解释和分析。定量分析主要有技术类别分析、专利权人分析、专利年度分布、专利国别分布等。

定性分析也称技术分析，是以专利的技术内容或专利的"质"来识别专利，并按照技术特征来归并有关专利使其有序化。

事实上，定性分析与定量分析实是很难截然划分开来的，定性是定量的依据，定量是定性的具体化，两者结合起来灵活运用才能取得最佳效果。

（二）专利分析的主要类别

1. 专利申请人分析

专利申请人作为专利文献中的一个重要组成部分，在专利分析中占有举足轻重的地位。通过专利申请人分析，可以挖掘出行业内的领军企业和竞争对手，也可以分析出自身与竞争对手的优势与差距等。

通过统计各申请人的专利申请量，可以看出在特定技术领域内的专利技术的竞争态势，结合时间序列分析，则可看出某申请人的研发创造能力及其发展变化；结合申请人合作分析，有助于更清楚地认识专利体系的自身情况，了解产业间的合作群，发现自己的竞争对手和合作对象。

表 6-4 是中药相关专利申请数量排名靠前机构的合作情况。图 6-1 是韩国韩医学研究院合作图。

表 6-4　主要机构合作情况

主要机构	合作机构	合作专利数
爱茉莉太平洋株式会社	韩国仁济大学	1
LG 生活健康公司	LG 化学	4
	韩国韩医学研究院	1
韩国韩医学研究院	LG 生活健康公司	1
	韩国庆熙大学	1
	OPTIFARM SOLUTION 公司	1
	BIOGRAND 公司	1
喜马拉雅环球控股公司	MMI 公司	4
津村株式会社	三菱电子	2
	富士 CAPSULE 株式会社	1
SK 化工株式会社	鲜京公司	3
	韩国庆熙大学	2
钟纺株式会社	钟纺食品公司	1
	钟纺药物公司	1
	钟纺化妆品公司	1
韩国原子能研究院	韩国核能研究院	2

2. 专利发明人分析

专利发明人是对发明创造的实质性特点做出创造性贡献的自然人，是技术进步的最基本要

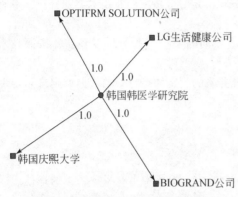

图 6-1　韩国韩医学研究院合作图

素和财富的原动力，从技术研发的角度，通过对专利发明人分析不仅可以了解技术发展的前沿动向，还可以进一步掌握发明人的技术特点等，以便于发现技术合作者与竞争者。

通过对发明人的专利申请量进行分析，可以看出特定技术领域内的主要发明人及其研发创新能力，通过分析每个专利申请人的发明人，则可得知专利申请人的研发阵容。结合年度分析，则可看出该技术领域内发明人或研发阵容的发展变化趋势。通过对发明人的技术分布分析，可以了解发明人的技术多样性、在不同领域的技术活动组合、研发能力的优势和劣势及研发重点的转移情况。

3. 区域分析

区域分析是在对专利定量分析或定性分析的基础之上，绘制与国家或地区相关的图表，并对图表进行解读得出相关结论的过程。区域分析可以反映一个国家或地区的技术研发实力、发展态势等，也可以反映国际上对该区域的关注程度等情况。

通过对特定技术领域的国家专利申请量/失效量进行统计，可以看出该国在技术领域内的创新能力，结合年度分析，可以看出其创新能力的发展变化趋势。

图 6-2 是国际中药专利的国家申请情况，日本的中药相关专利申请量最多，达到 21 192 件，其次是美国，申请量 9637 件，欧盟排在第 3 位，申请量是 8815 件，其余国家申请量超过 1000 件的还有韩国、澳大利亚、加拿大、法国和德国。

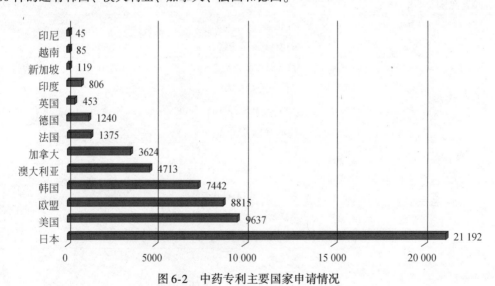

图 6-2　中药专利主要国家申请情况

4. 专利分类分析

专利分类分析是在对专利技术分类进行定量或定性分析的基础上，绘制相关专利图表，并对图表进行解读得出相关结论的过程。专利分类分析可以了解行业内的主要技术、不同技术的区域分布、技术的拥有者和发明者；发现技术空白或密集领域；得到竞争对手的研发活动情况。

通过统计一个国家或地区专利申请的专利分类，可以看出该国家或地区的主要技术创新领域。通过统计专利申请人和发明人的专利分类，可以看出该申请人或发明人的竞争现状、技术优势、技术发展方向及侧重点。结合年度分析，可以判断特定技术的应用和发展态势。

国际专利分类表中 A61 类是医学或兽医学；卫生学。国外中药相关专利在该分类下专利数量排名前 10 的分类在表 6-5 中列出。专利数量最多的是 A61K——医用、牙科用或梳妆用的配制品，该分类下的专利数量是 2518 件。

表 6-5　国外 A61 主要技术领域分布

排序	IPC 分类号	技术领域	专利数量（件）
1	A61K	医用、牙科用或梳妆用的配制品	2518
2	A61P	化合物或药物制剂的特定治疗活性	1199
3	A61Q	化妆品或类似梳妆用配制品的特定用途	641
4	A61H	理疗装置，如用于寻找或刺激体内反射点的装置；人工呼吸；按摩；用于特殊治疗或保健目的或人体特殊部位的洗浴装置	131
5	A61L	材料或消毒的一般方法或装置；空气的灭菌、消毒或除臭；绷带、敷料、吸收垫或外科用品的化学方面；绷带、敷料、吸收垫或外科用品的材料	80
6	A61J	专用于医学或医药目的的容器；专用于把药品制成特殊的物理或服用形式的装置或方法；喂饲食物或口服药物的器具；婴儿橡皮奶头；收集唾液的器具	58
8	A61N	电疗；磁疗；放射疗；超声波疗	49
9	A61F	可植入血管内的滤器；假体；为人体管状结构提供开口、或防止其塌陷的装置，如支架（stents）；整形外科、护理或避孕装置；热敷；眼或耳的治疗或保护；绷带、敷料或吸收垫；急救箱（义齿入 A61C）	47
10	A61B	诊断；外科；鉴定	38

5. 核心专利分析

核心专利是在某一领域具有首创性的并以此为核心被后续科技引用及产业化聚集必不可少的专利，它具有两个显著特征，即后续科技之核心和产业经济之核心。寻找核心专利的意义在于跟踪核心专利，发现市场机会；引进核心专利，提高研发起点；突破核心专利，构筑外围"篱笆"；融入核心专利，强化标准战略；保护核心专利，获取长远利益。

6. 专利引证分析

学术文献中有引证分析，专利也不例外，专利的引证分析是建立在学术引证分析基础之上的。专利引证分析是专利质量研究的最佳方法之一。

通过统计专利引证量，可以判断该技术领域内哪些国家、企业和哪些专利技术处于技术的尖端位置。通过引证分析，可以评价申请人专利技术的质量和影响力，并以此可以判断其技术研发的独创性和相似度，从而可以看出申请人的自主创新能力。

表6-6列出了国外中药专利被引频次排名前10的高被引专利。

表6-6　国外中药高被引专利列表

排序	被引专利号	被引专利题名	被引次数
1	EP972563-A	New stable polyelectrolyte capsules of controllable permeability, prepared by coating template particles, useful e. g. for controlled drug release	87
2	WO9640086-A	Flexible, finite, bio-adhesive compsn., used as fungicide for skin, paint, etc.-contains non-crystalline active agent（s）, solvent, plasticiser, carrier and clay, and is free from water	81
3	US5904924-B1	Green nutritional powder-comprising a blend of foods and herbs	71
4	WO9840086-A	Medical or cosmetic composition for treating sports injuries, etc.-comprises essential oil, spice and/or herb	69
5	US6579543-B	Topical composition for relieving pain or discomfort, includes analgesic compound, anti-inflammatory compound, antioxidant compound, anti-neuralgic compound, blood circulation promotion compound, andantidepressant compound	67
6	WO9930690-A	Composition comprising discrete flat flakes for drug delivery	48
7	US5494668-A	Herbal compsn. for treating degenerative musculoskeletal disease-comprises mixt. of extracts from four Indian medicinal plants, used esp. for rheumatoid-or osteo-arthritis	44
8	US6264995-A	Composition for reducing inflammation comprises supercritical extracts of ginger, rosemary and oregano, regular extracts of holy basil, turmeric, green tea, huzhang, rosemary, Chinese goldthread, barberry and scutellariae	43
9	US5536506-A	Herbal compsns. for improving food absorption and utilisation-contg. piperine-rich pepper extract.	42
10	EP810868-A	Use of piperine as bio-availability enhancer-for nutritional supplements, esp. for treatment of obesity and diabetes	40

7. 专利族的规模分析

专利家族的规模大小（同族专利的多少），会反映出某一项技术被重视的程度；同时，专利家族的区域分布情况可以反映出专利权属机构的市场发展规划；这种区域分布的变化，也可以反映出专利权属机构市场战略的改变。

表6-7列出了美国安利有限公司中药相关专利的专利族情况，从中可以看出，同族专利国家基本集中在欧洲、中国、美国、日本、中国香港、中国台湾等国家和地区。

表6-7　美国安利有限公司专利族情况

序号	主专利名称	主专利公开号	同族专利数	同族专利国家
1	Cell renewal rate compositions 细胞更新速率的组合物	EP0894494	7	欧盟；中国；日本；中国台湾；奥地利；德国；中国香港

续表

序号	主专利名称	主专利公开号	同族专利数	同族专利国家
3	Method of scavenging free radicals using orange extract 用橙提取液清除自由基的方法	ID20353	7	印尼；中国；日本；美国；中国香港；中国台湾；马来西亚
4	Skin whitener composition containing acerola cherry fermentate 含有西印度草莓樱桃发酵物的皮肤增白剂组合物	US5747006	7	美国；中国；日本；印尼；中国台湾；中国香港；马来西亚
5	Brassica vegetable supplement and process for manufacture 芸苔属蔬菜增补剂及其制作方法	AU6083896	6	澳大利亚；日本；欧盟；中国；美国；新西兰

(三) 专利分析的主要方法

1. 专利时间序列分析法

通过统计每一年的专利申请量/失效量，可以看出一个国家、产业或者企业专利申请的年度变化趋势，并可依此大致判断，在该特定技术领域内，该主体在哪一年专利技术的研发投入较多，从而可看出该主体的技术市场的布局和发展（图6-3）。

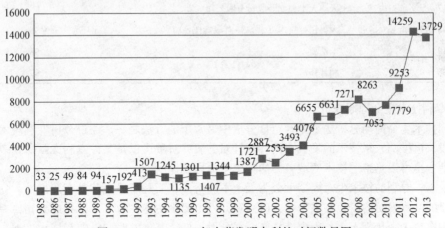

图 6-3　1985~2013 年中药发明专利的时间数量图

2. 排名分析

专利排名分析是以不同研究对象为主体，以专利数量为依据，按照由多到少的顺序进行排名的分析方法。它包括专利申请人排名、发明人排名、区域排名、专利分类排名等，根据排名表，可以发现处于行业重要地位的申请人、发明人、区域和技术领域。

表6-8是国内中药失效专利数量位居前20位的申请人排序表。从表6-8可以看出，国内中药失效专利数量位居前20位的申请人中是机构的有13家，申请人是个人的只有7位，这说明中药失效专利主要掌握在机构手中。

表 6-8　国内中药失效专利数量位居前 20 位的申请人排序表

排序	申请人	专利数量
1	杨孟君	937
2	北京艺信堂医药研究所	605
3	北京冠五洲生物科学研究院	490
4	北京阜康仁生物制药科技有限公司	235
5	北京绿源求证科技发展有限责任公司	221
6	北京奇源益德药物研究所	221
7	毛友昌	212
8	王军	172
9	天津市中宝制药有限公司	170
10	蓝子花	148
11	陈江	142
12	北京天科仁祥医药科技有限公司	141
13	北京中科仁和科技有限公司	129
14	天津生机集团股份有限公司	125
15	北京中泰天和科技有限公司	124
16	北京利千秋科技发展有限公司	123
17	天津天士力制药股份有限公司	117
18	天科仁祥技术（北京）有限责任公司	99
19	王衡新	98
20	颜怀伟	97

3. 专利技术生命周期分析

专利技术生命周期分析法是专利定量分析中最常用的方法之一。通过分析专利技术所处的发展阶段，可推测未来技术的发展方向。它针对的研究对象可以是某件专利文献所代表的技术生命周期，也可以是某一技术领域整体的技术生命周期。

理论上，专利的技术生命周期可分为五个不同阶段，而且阶段更替具有周期性。一是萌芽期，重要的基本发明的诞生在该阶段，研究和开发主要集中在少数几个机构或公司，专利申请量与专利申请人数量都不多，集中度较高。二是发展期，基本发明向纵向和横向发展，其应用发明专利逐渐出现。三是成熟期，专利数量继续增加，但专利增长的速度变慢，申请人数基本维持不变。四是衰退期，经过市场淘汰，申请人的数量大为减少，专利数量维持稳定，技术的发展进入下降期，进展不大。五是复苏期，技术是否能进入复苏期，主要取决于是否有突破性创新，可以为技术市场注入活力（图 6-4）。

从图 6-5 来看，我国中药专利的技术生命周期从 20 世纪初开始进入发展期，过去 10 多年一直处于该阶段，甚至目前基本仍在这一阶段。在这一时期，中药专利保护技术有了突破性的进展，市场逐步扩大，介入的机构和企业数量增多，专利申请量与专利申请人数急剧上升。预计在未来一个时期，我国中药专利保护将逐步进入成熟期。在成熟期，很大程度上技术将进一步趋于成熟，相关企业和机构将继续投入研发资金，不断提交新的专利，国内中药专利的持有总量将保持相对稳定或小幅上涨，但增速会有所减缓。

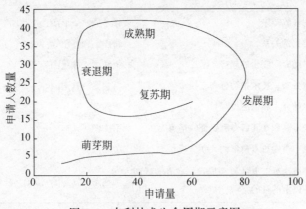

图 6-4 专利技术生命周期示意图

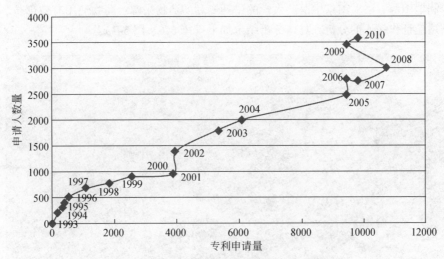

图 6-5 我国中药专利申请量与申请人数量

4. 专利地图分析

专利地图在专利情报分析中处于承上启下的重要地位，承上是指将检索到的专利信息，经过整理、加工、综合和归纳，以专利地图的形式展示，供专利情报分析之用；启下是指通过对专利地图的对比、分析和研究，可以做出预测和判断，从而得到可利用的水平、动态、发展趋势等情报，为企业指定经营战略、专利战略和确定开发目标等服务。

专利地图（patent map），是对专利情报分析结果的一种可视化表达。根据世界知识产权组织（WIPO）相关资料中对专利地图的解释，专利地图也叫技术路线图（technology road map），是对专利分析全部结果的可视化表达，通过对目标技术领域相关专利信息进行搜集、处理和分析，使复杂多样的专利情报得到方便有效的理解。

专利地图的种类有很多，包括排行地图、比例地图、趋势地图、分布地图、进出地图、组合地图、引文地图、关联图 8 种常见类型，每种地图具有不同的表现形式（表 6-9）。

表6-9　常见专利地图一览

种类	主要目的	表现形式
排行地图	按照专利件数排序	排序表、条形图、柱状图等
比例地图	表示各类比例关系	饼图、圆环图等
趋势地图	考察数量随时间变化的趋势	折线图、柱状图等
分布地图	专利件数分布、技术主题分布、技术热点演进	雷达图、气泡图等
进出地图	考察技术的介入和退出过程	矩阵等
引文地图	引用在先专利和被其后专利引证的信息	引文图
关联图	专利信息中重要技术要素的关联分析	关联图
组合地图	采用两种或两种以上的表现形式，或者表示两种或两种以上的目的	气泡图、气泡图+饼图、柱形图+折线图等

通过检索 Thomson Innovation 数据库，得到南京中医药大学 89 条中药专利，应用专利计量分析、专利地图等方法对南京中医药大学的中药专利的药物来源、药物使用有效部位、药物剂型和药物适应证作深入的分析，具体分析结果如下（图 6-6、图 6-7）：

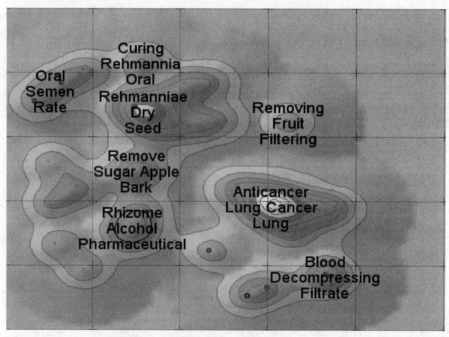

图 6-6　南京中医药大学中药专利地图分布

南京中医药大学的研发重点：

药物来源：主要以植物药为主，研究的重点植物药为双子叶植物纲（A61K 36/185）、黑三棱科（A61K 36/902）、兰科（A61K 36/898）的植物，半夏也为研究的重点。

药物应用的部位：主要对药物的有效成分进行分析，如酮类（A61K 31/12）、内酯（A61K 31/365）等。

药物剂型：以胶囊制剂（A61K 9/48）为主。

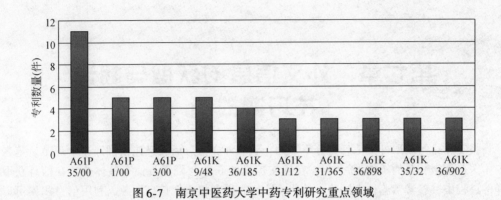

图6-7 南京中医药大学中药专利研究重点领域

药物适应证：以抗肿瘤药（A61P 35/00）、治疗消化道或消化系统疾病的药物（A61P 1/00）、治疗代谢疾病的药物（A61P 3/00）为主。

参 考 文 献

陆烨鑫．2014．基于国际专利数据的中药相关专利国内外比较分析．北京：中国中医科学院中医药信息研究所．

么厉，肖诗鹰，刘铜华．2002．中药知识产权保护．北京：中国医药出版社．

肖沪卫，顾震宇．2001．专利地图方法与应用．上海：上海交通大学出版社．

袁辉，陈艳，李红梅．2010．专利技术生命周期图示法的应用研究．专利文献研究，5（68）：46-50．

翟东升．2013．专利知识挖掘关键技术研究．北京：知识产权出版社．

张清奎．2005．医药及生物领域发明专利申请文件的撰写与审查．北京：知识产权出版社．

张清奎．2012．医药专利保护经典案例评析．北京：知识产权出版社．

张先付，林世和．2010．中药行业中存在的问题及思考．光明中医，25（12）：2329-2330．

张艳岩．2009．中医药法律保护现状与完善．武汉：华中科技大学硕士学位论文．

郑永峰．2003．中药领域发明创造的专利保护．世界科学技术—中医药现代化，02：6-11，76．

WIPO．2003．Patent Map with Exercises［DB/OL］．http：//www．wipo．int/meetings/en/doc_details．jsp？doc_id=19674．

第七章 外文信息的获取与翻译
技巧实战篇

情报工作,与获取外文信息是分不开的;获取外文信息后,又包括翻译这个环节。笔者从事与中医药情报相关的工作 10 余年,在外文信息的获取与翻译方面有些体会。在信息获取及翻译的过程中,参考借鉴他人经验、长期关注代表性和权威性信息资源、利用信息积累可以提高外文信息工作的效率;而思路清晰灵活,选好检索词,尊重原文,逆向行进,抓住重要信息,业精于勤,注重数据的权威性及可靠性,加强胆识和自信,则可以从多方面保证外文信息工作的质量。

1. 走捷径

实战例 1:不久前,某机构关注传染病的信息,急需翻译日文的《一次、二次医療機関のための0-157 感染症治療のマニュアル》一文。

翻译成中文是《一级、二级医疗机构治疗 0-157 感染症手册》。翻译了几句后,觉得原文是日本政府 1996 年发布的,既然需要翻译出来,说明该手册也应该是一直在使用中的,中国国内也应该有人关注过,应该有现成的译文。果然很快检索到了译文,是两位中国西医师翻译的。这个例子,说明有捷径可走就走捷径。笔者建议引用他人的文章时应注明出处,以尊重译者的知识产权(图 7-1)。

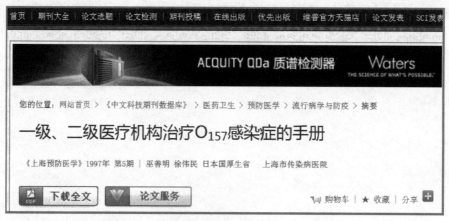

图 7-1 在某数据库里检索到的中文译文截图

实战例 2:《孙子·谋攻》曰:"知己知彼,百战不殆。""知彼"即了解对方。可长期重点关注某国的具有代表性和权威性的网站,这样一般的传统医学外文信息就不会遗漏。例如,需要韩国韩医学标准化信息,只需关注 2 家韩国传统医学网站即可:"韩国韩医新闻网"和"韩国民族医学新闻网"。近几年 50 余篇韩国韩医学标准化信息,都是从这 2 家网站获取的。这为我国主管部门了解对方动向,在竞争中占据主动地位,起到了重要的作用。这 2 家权威网站的截图如下(图 7-2、图 7-3)。

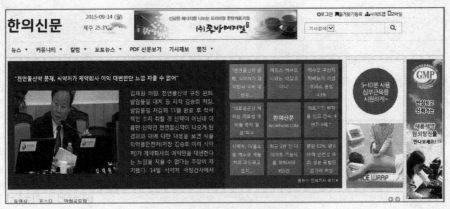

图 7-2　韩国韩医新闻网站截图

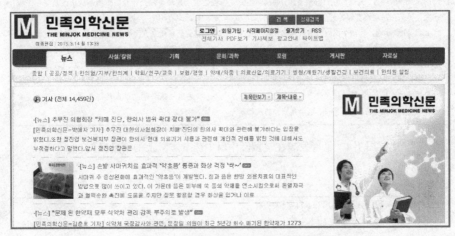

图 7-3　韩国民族医学新闻网站截图

　　实战例 3：单位领导与韩国韩医学研究院商谈合作，需要提前了解该院近些年的动向。上述 2 家网站上登过的该院近些年的动向信息，远比该院网站介绍得多。这样，笔者只需从近些年自己的译文集里，调出该院的科研动向信息即可。领导获得这些信息（包括了韩医学政策、科研、教育及未来战略等方面，近 60 篇文章及译文，300 00 多字）后赞赏道："就应该这样长期关注某个点，这对国际合作非常有利。"下图为笔者在核心期刊发表的介绍韩国韩医学研究院的 2 条信息（图 7-4、图 7-5）。

　　实战例 4：某机构急需了解近年中医药高校对外合作情况。由于笔者长期编辑内部刊物，内有一个栏目叫"院校动态"，调出近年的该栏目内容，涉及全国所有中医药高校的国际合作内容，满足了该机构的需求。

　　下图为已经发表内部刊物的相关的信息（图 7-6、图 7-7）。

· 网络撷英·

Korea Institue of Oriental Medicine

【网址】http://www.kiom.re.kr/

类型：研究机构

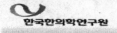

韩国韩医学研究所成立于 1994 年，1997 年更名为韩国韩医学研究院，2006 划归韩国科学技术部所属的基础技术研究会管理。

韩国韩医学研究院是进行韩医学技术研究、科学化标准化研究以及基础理论与临床研究的机构。目前在研的有针灸经络、四象体质、脑血管疾病、糖尿病综合征等国家级科研项目，并进行包括韩药资源、韩医学历史研究、韩药剂质检查和韩医学政策研究等。

自 2008 年起，启动了国内外多种网络合作项目，并把韩医学研发经验和研究能力融合到 IT（信息技术）和 BT（生物技术）、NT（网络技术）等技术领域。

中长期战略目标：①构建医学技术标准体系，包括针灸经络经穴标准化、韩药材及处方的标准化及韩医诊断标准化。②开发老年性、慢性、疑难疾病预防及韩药制剂核心技术；开发预防和治疗新病原感染性疾病的韩药制剂核心技术；开发体质类别，定制医疗先导技术；开发加强韩药功效及剂型现代化技术等。③韩医理论的科学性解析及临床研究基础设施的构建；韩医知识信息的现代化及智能化等。

截止2010年年底，已与8个国家的18个机构签订了交流合作协议，并通过共同研究、人才交流与共同举办国际研讨会等，开展多种形式的合作活动。合作机构包括：①中国：中国中医科学院、延边长白山肝肾药物研究所、吉林省中医中药研究院、浙江省中医药研究院、中国科学院昆明植物研究所、中国科学院下属科学技术政策管理研究所、浙江中医药大学生物工程学院、浙江益生菌物发展有限公司及广东省东莞市天益生物工程有限公司。②美国：马里兰医科大学完善代替医学研究所及德克萨斯州立大学加尔维斯敦医科大学。③其他国家：日本东洋医学综合研究所、越南传统医学医院、菲律宾传统医学研究所、韩蒙友好韩方医院、蒙古国立医科大学传统医科大学、泰国福利部及澳洲悉尼理工大学等。

（中国中医科学院中医药信息研究所情报研究室 徐俊 整理）

图 7-4　笔者发表在《国际中医中药杂志》上的信息截图

引起的女性更年期抑郁症及青少年生长时期多动症有效。

该产品用低温粉碎成超细粉（纳米），由平均30～900 纳米的粒子构成，易于人体的吸收。

韩国研发出抑制肥胖的药物　韩国韩医学研究院老化研究中心的研究小组，将檞根白皮的提取物（HFR02）及自该提取物分离出来的臭椿苦酮（ailanthon），用于肥胖模型实验鼠。结果表明，具有抑制脂肪细胞分化及细胞内中性脂肪的积蓄。

另外，研究小组发现臭椿苦酮较黄芩素及绿茶多酚（EGCG）在同比浓度低 6 倍的状态下，也有较强的活性。

韩国推出埋线针"Miracu"　韩国传统针灸制造企业"东方针灸"、惠堂韩医医院及埋线学会共同推出了一次性使用的埋线针"Miracu"。并且已经获得了韩国食品医药品安全厅的生产销售许可。商标"Miracu"是由含有奇迹之意的"Miracle"与韩医针灸之意的"Acupuncture"合并组成。该产品还准备推向中国、美国及加拿大等市场。

"Miracu"对人体无害，将具有吸收性的聚二氧六环酮药室与针一起插入皮肤或组织内，药室留在体内而获得治疗效果。"Miracu"有多种规格。

（中国中医科学院中医药信息研究所情报研究室 徐俊 编译）

图 7-5　笔者发表在《国际中医中药杂志》上的信息截图

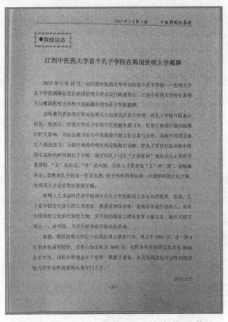
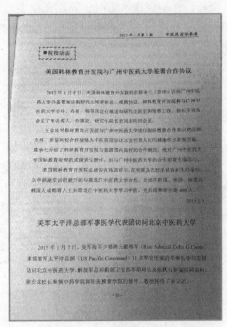

图 7-6 江西中医药大学对外合作的信息　　　　图 7-7 我国中医药院校与美国交流的信息

实战例 2 ~ 实战例 4，都是笔者长期关注和辛勤积累的结果。从长远看，这条道路也是一条捷径。

2. 思路清晰

实战例 1：本人有一篇译著《폴란드》(波兰)，中文译成韩文。书中介绍了一部在波兰拍的电影——《辛德勒的名单》。翻译这个电影名，不能简单音译或翻译成类似《魂断蓝桥》这样意境奇佳的片名。笔者需要先看是哪个国家拍的片子，很容易搜出是美国拍的片子，英文名字叫 *Schindler's List*。然后继续在谷歌里，将谷歌设置为"只搜韩语的结果"，检索词为：Schindler & List，就搜出韩文正确的结果"쉰들러리스트"。就是说，不能盲目地音译（图 7-8 ~ 图 7-10）。

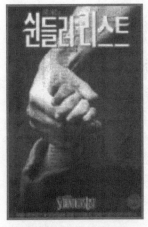
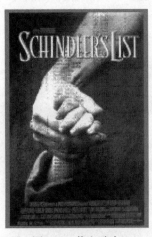
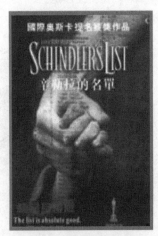

图 7-8 韩文片名　　　　　图 7-9 英文片名　　　　　图 7-10 中英文片名

同样，在翻译这本书时，要翻译很多地名。有一个小镇的名字，该地名是波兰文。将该地名用同样的方法，在谷歌里设置为只显示韩文的结果，没有答案。利用"谷歌地球（google earth）"，就找到了该小镇的位置。同时，"谷歌地球"上显示出了该小镇的英文名称。然后，继续用谷歌搜索英文名称，设置搜索韩文的结果，韩文的地名就出来了。

总结：毕竟英文使用率远远超过波兰文，英文是翻译其他语种时不错的介质。

实战例2：一条路行不通时，需要及时变换思路。有一次，需要寻找一篇"世界の肥満人口、飢餓人口を超える＝ICRC 報告"的英文出处。无论日文、英文还是中文，几乎所有的搜索结果表明，"全球肥胖人口超过饥饿人口"这条信息源自"红十字国际委员会（ICRC）"网站。进入该会网站，却根本搜不到相似的资料。一般，在谷歌里搜索 10 页都搜索不到时，笔者就会立刻更换成其他方式。笔者当即给红十字国际委员会发了封电子邮件求助。红十字国际委员会回信很快，说该信息不是他们发布的，建议笔者联系"红十字会与红新月会国际联合会"试试。笔者进入"红十字会与红新月会国际联合会（IFRC）"网站，输入英文检索词：obese（肥胖的），瞬间英文原文展现在笔者眼前（图 7-11、图 7-12）。

总结：资源只要在网络上存在，此路不通时，必有其他路。

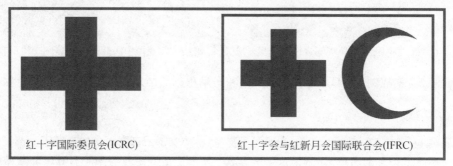

红十字国际委员会(ICRC) 红十字会与红新月会国际联合会(IFRC)

图 7-11 两个机构的会徽

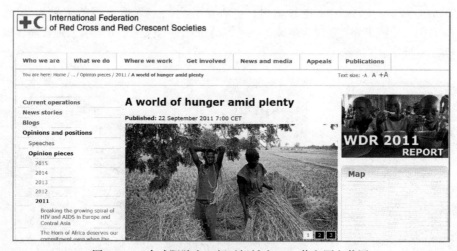

图 7-12 "全球肥胖人口超过饥饿人口"英文原文截图

3. 检索词很关键

实战例1：社会上传"韩国的搞针灸的韩医师得诺贝尔奖了"！上级部门需要笔者提供事

实的原委。

　　笔者将检索词设定为：침구（针灸）and 한의（韩医）and 노벨（诺贝尔）。韩文的报道就出来了。事实是，诺贝尔生物医学奖评审委员会的 Kjell Fuxe 博士在韩国举办的学术会议（会议名称：Symposium on Acupuncture & Meridian Studies，简称 SAMS 2008）上（图7-13），发表了一篇脑神经方面的论文。韩国方面的发表的是与针灸及经络相关的论文。韩国报道的新闻的题目是《脑神经医学与韩医学成功会面》。笔者怀疑误传是因为某些人利用翻译软件翻译的，因为翻译错误，造成了以讹传讹，传到中国成了"韩国的搞针灸的韩医师获得诺贝尔奖了"。

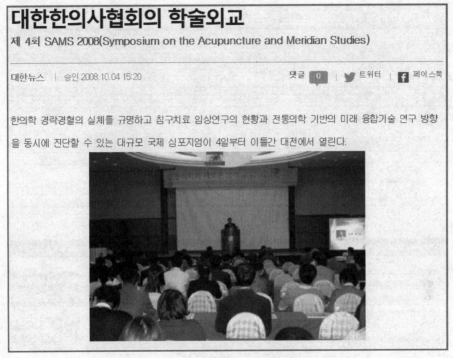

　　图 7-13　2008 年 10 月 4～5 日在韩国召开的 SAMS 2008 国际学术大会截图

　　实战例2：数年前，传闻美国已将中医学纳入了主流医学，引起各路媒体争相报道。上级部门要求把美国官方的英文原文找出来，以便核实该信息的真伪。笔者先搜中文报道，再从该报道中不同角度的几句话中，选几个检索词，都译成英语单词进行检索。由于检索的结果过多，笔者再一个一个地增加其他英文检索词，一会儿就找到了美国官方原文。中文内容或许是用翻译软件翻译的，事实是发布者对原文的理解有偏差，美国政府并未将中医学纳入其主流医学中。

　　实战例3：某机构需要调查近年来中国与印度传统医学的交流情况。笔者用"中国"&"印度"&"传统医学（及中医学等）"作为检索词检索，可用信息寥寥无几。笔者中文检索词换成英文检索词"China"&"India"&"traditional"&"medicine"等检索，结果有价值的信息非常多。本次的成功，只是因为笔者更换了一种语言去检索。这些信息已经形成论文并发表（图7-14）。

　　实战例4：同事在进行国外医疗健康大数据的研究时，请笔者提供日本和韩国的与医疗健康大数据相关的研究论文。笔者自认为"大数据"的英文写法为 big data，因为日本和韩国在

·654· WORLD CHINESE MEDICINE May. 2014, Vol. 9, No. 5

印度传统医学的发展现状

张子隽 张咏梅 徐 俊 陈 岩 李向东

(中国中医科学院,北京,100700)

摘要 本文通过整理印度传统医学的发展历史、组成,介绍其医、教、研、产四个方面的现状、对其管理体制进行归纳,进一步总结了近几年来印度传统医学的发展。此外,文章还介绍了近年来在印度召开的传统医学国际研讨会。最后分析了印度传统医学发展的优劣势,指出对我国中医药发展的借鉴意义。

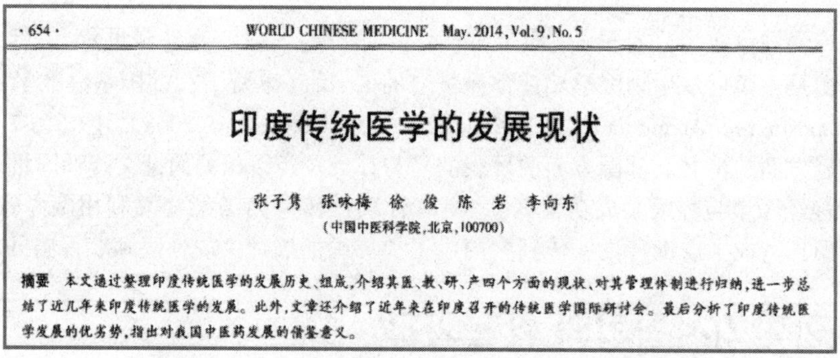

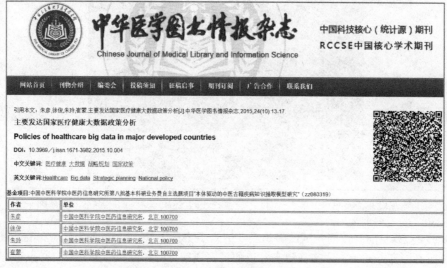

图 7-14 发表在《世界中医药》杂志上的文章截图

计算机方面的词汇，多是外来语（即音译）。笔者在翻译软件上输入“big data”，日文的结果为“ビッグデータ”；韩文的结果为“빅데이터”。笔者以这 2 个检索词，分别在两国医学论文数据库中检索，同事所需的日本和韩国对医疗健康大数据的研究内容出现很多……同事的研究结果已发表在核心期刊上，题目为《主要发达国家医疗健康大数据政策分析》（图 7-15）。

中华医学图书情报杂志

Chinese Journal of Medical Library and Information Science

中国科技核心（统计源）期刊

RCCSE中国核心学术期刊

网站首页 | 刊物介绍 | 编委会 | 投稿须知 | 征稿启事 | 期刊订阅 | 广告合作 | 联系我们

引用本文：朱彦,徐俊,朱玲,崔蒙.主要发达国家医疗健康大数据政策分析[J].中华医学图书情报杂志,2015,24(10):13-17.

主要发达国家医疗健康大数据政策分析

Policies of healthcare big data in major developed countries

DOI：10.3969／j.issn.1671-3982.2015.10.004

中文关键词：医疗健康 大数据 战略规划 国家政策

英文关键词:Healthcare Big data Strategic planning National policy

基金项目:中国中医科学院中医药信息研究所第八批基本科研业务费自主选题项目"本体驱动的中医古籍疾病知识抽取模型研究"（zz080319）

作者	单位
朱彦	中国中医科学院中医药信息研究所，北京 100700
徐俊	中国中医科学院中医药信息研究所，北京 100700
朱玲	中国中医科学院中医药信息研究所，北京 100700
崔蒙	中国中医科学院中医药信息研究所，北京 100700

图 7-15 同事与笔者合作发表在《中华医学图书情报杂志》上的文章截图

4. 尊重原文

实战例 1：韩国新闻报道，韩国韩医师协会与中华民国台湾中医师公会进行了学术交流。在翻译此类信息时，需要加双引号——“中华民国”，或者括号里注明“韩文原文即使用了中华民国”。此处只有尊重原文，再加上注明，才能洞穿韩国人的真实想法。

实战例 2：笔者翻译一篇信息时，发现韩国称其某发明“具有划时代的意义”。该信息在审校时被改为“具有重大意义”。韩国人自认为是有划时代的意义。这两种译法的含义与分量是不同的。笔者认为，此处必须按照原文，翻译成“具有划时代的意义”。

此外，笔译时能够做到“信达雅”固然重要，但是笔者认为能够“稳准狠”地传达信息同样重要，这也是情报的魅力之所在。

5. 逆向行进

有时候，逆行是获取所需信息的好方法。

实战：某次，上级机构要求找越南传统医学资料，前提条件是必须通过越南文网站获取，不得参照中文网站。某专家精通越南文，但是因为忙碌，需要笔者与同事提供越南文网站的网址。笔者先假设已经找到越南文网站，一般成气候的网站右上角有语言选择栏，里面一般都有英文网页的选项。一般人都能看懂这些英文内容。笔者思路已定，就是先找到这些英文内容。笔者在谷歌里输入 Vietnam & health & traditional（越南 & 健康 & 传统的）等简单的检索词，相关的越南的卫生及传统医学相关的英文网站就出来了。进入该英文网站（如越南卫生部等）（图 7-16），右上角都有语言选择项，点击越南语，就成功了。同事们惊讶："你还会越南语？"其实笔者靠的是有限的一点英语基础。凭此基础，笔者曾帮助兄弟单位找到过澳大利亚、德国及法国等不同国家、不同语言的传统医学网站。

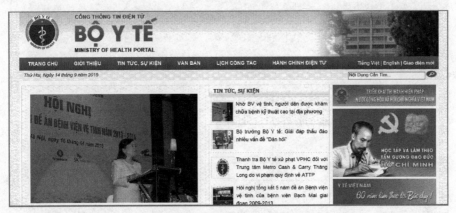

图 7-16　越南卫生部网站截图

6. 何为重要信息

笔者所在的单位建立快速反应机制近 10 年来，向上级机构提供了 160 余篇重要信息。其中，笔者提供量为 150 余篇。本文中的所谓重要信息是：与我国在传统医学领域存在激烈竞争的国家的信息。如韩国韩医学标准化信息、韩医学向外扩张的信息、韩医学资源申遗（申忆）信息及其他国家在传统医学领域的"首次"的信息等。

实战例 1：笔者监测到并翻译出来的一条信息：2015 年 4 月 18 日，韩国食品医药品安全处表示，国际食品法典委员会（CODEX）有望将人参中代森锰锌标准含量按照韩国的标准执行，即水参 0.3 mg/kg 以下，干参和红参 1.5 mg/kg 以下。

实战例 2：笔者的译文：2013 年 10 月 17 日，在"2013 世界标准日"纪念仪式上，韩国韩医学研究院的标准化工作受到了韩国国务总理的表彰。韩国韩医学研究院的标准化计划团队（获得团体奖）及崔贞熙首席研究员（获得个人奖）受到了韩国产业通商资源部部长的表彰。韩国韩医学研究院自 2009 年主管制定一次性灭菌毫针的 KS 标准（韩国产业标准：korean industrial standards，KS）开始，2010 年制定了耳针与皮内针的 KS 标准，2011 年制定了灸的 KS 标准。2012 年 5 月，ISO/TC249 第 3 届总会在韩国成功召开。此次会议上，韩国的脉诊仪、舌诊仪、电针仪、皮内针及耳针等 7 项标准提案，还有第 4 届总会上火罐与电针 2 项标准提案成为国际标准案。能成为国际标准案，韩国韩医学研究院起到了主导作用。

上述实战例 1 与实战例 2 都是韩国韩医学标准化的重要信息，与之相关的信息及 2 篇论文

已经发表,如图7-17~图7-19:

·快讯·

韩国发布"灸燃烧毒性试验标准案" 2010年8月韩国东国大学韩医科大学针灸教研室受大韩韩医学会的委托,开始了"灸燃烧毒性试验标准"课题研究。2011年1月26日,举行了结题汇报听证会,会上通过了"灸燃烧毒性试验标准案"。该课题通过对艾燃烧产生烟气密度及毒性的试验,得出如下结论:灸燃烧时,无烟灸几乎不产生烟气;有烟灸的烟气密度明显较无烟灸差。测定燃烧的烟气时,全部种类的灸均会产生不完全燃烧释放一氧化碳。一氧化碳的产生量略高于一支烟。另外,有4种灸检出氮氧化合物,其中包括全部种类的无烟灸,但与允许残留标准比较,二氧化氮(6 mg/m³)及一氧化氮(30 mg/m³)(劳动部2010-44号告示)的标准低了很多。此外,全部种类的灸里未检出溴化氢、氰化氢、盐酸、氟化氢及二氧化硫。

该标准案的内容为:①制造商使用游标卡尺或卷尺测定,误差在±5%以内;②使用精密天平测定一支灸,质量误差在±5%以内;③在同一条件下测定温度3次,

温度应该在治疗时的42~50℃的±3℃以内;50℃的时间不得超过10 s(经临床确认超过50℃时疗效更佳者例外);④测定灸的表面温度,应在恒温、恒湿、密闭的室内,温度能保持在34℃的器具上(如人体表皮状像琼脂凝胶一样的人体模型),采用标准的温度计及计时器;⑤燃烧产生烟气时的二氧化氮、一氧化碳及甲醛,按照允许残留的标准(劳动部2010-44号告示),各不得超过34 mg/m³、6 mg/m³及0.75 mg/m³;⑥可吸入颗粒物不得超过室内空气管理法的标准100 μg/m³。

课题组的金银正教授表示,如经费许可的话,还将继续完善本标准案。如:室内空气中燃烧的烟气的测定(甲醛及可吸入颗粒物)、室内空气测定方法中的一氧化碳与二氧化氮的测定、灸的气味对皮肤的反应,以及用换气(通风)设备时的反应等。(http://www.mjmedi.com)

(中国中医科学院中医药信息研究所情报研究室 徐俊 编译)

图7-17 笔者发表在《国际中医中药杂志》上的信息截图

·1090·

国际中医中药杂志2011年12月第33卷第12期 Int J Trad Chin Med, Dec 2011, Vol. 33, No.12

·研究动态·

韩国传统医学的国际化发展动态分析

徐俊 赵英凯

【摘要】 本文回顾了韩国传统医学的国际化发展历史,重点阐述了韩国传统医学相关技术指标的制定及申报WHO及国际化标准组织(international organization for standardization, ISO)相关标准的发展现状,以及韩国传统医学与我国中医药学国际标准化发展的竞争动态。作者认为我国应抓住时机,尽早将中医学"实质性内容"纳入到各种国际标准范围内,以促进中医药学的国际化。

图7-18 笔者发表在《国际中医中药杂志》上的文章截图

·394·

国际中医中药杂志2012年5月第34卷第5期 Int J Trad Chin Med, May 2012, Vol. 34, No.5

·国际中医药·

中医药标准国际化竞争对手及战略分析

胡艳敏 徐俊

【摘要】 在全球经济一体化的国际环境下,世界各国纷纷制定标准化战略。本文采用竞争情报学研究方法—竞争对手分析和SWOT分析(S:优势因素;W:弱点因素;O:机会因素;T:威胁因素),对我国中医药标准国际化的竞争对手及竞争战略进行分析,并提出了相应的战略措施。

图7-19 笔者发表在《国际中医中药杂志》上的文章截图

实战例3：2015年4月底，笔者提供了译文《世界记忆遗产<东医宝鉴>有望升格为韩国国宝》。上级机构立刻反馈信息，希望进一步了解"韩国国宝"的相关内容。笔者随即检索，在韩国文化财厅网站找到了相关内容，并及时译出提供给了上级机构。内容如下：

大韩民国国宝列表包括许多旅游景点如宗庙、海印寺、佛国寺、石窟庵、高丽大藏经等。目前已有315件物品已被列入大韩民国国宝列表。

文化遗产的种类：经文化遗产委员会审议，文化财（即文化遗产）厅厅长根据《文化遗产保护法》的有关规定批准而指定的重要文化遗产。文化遗产分为国宝、宝物、重要非物质文化遗产、史迹、名胜、天然纪念物及重要民俗资料七种类型。

宝物的概念：雕刻作品、工艺品、考古资料、巫具等物质文化遗产中具有重要价值的文化遗产。

国宝的概念：宝物级别的文化财中，从人类文化角度看，具有极高价值且举世罕见的文化财。

2015年6月22日，世界记忆遗产《东医宝鉴》正式升格为韩国国宝（图7-20）。

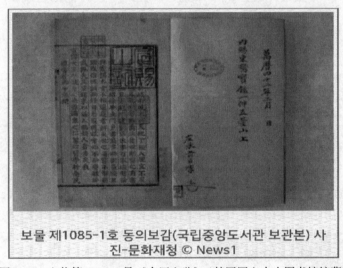

보물 제1085-1호 동의보감(국립중앙도서관 보관본) 사진-문화재청 © News1

图7-20 宝物第1085-1号《东医宝鉴》（韩国国立中央图书馆馆藏）

实战例4：笔者的译文：2014年6月19日，韩国保健福祉部与大韩韩医师协会在俄罗斯弗拉迪沃斯托克设立了"欧亚大陆医学中心"。俄方的合作机构为俄罗斯弗拉迪沃斯托克太平洋国立医科大学。本条信息属于韩医学向外扩张类的重要信息。

其他类似的译文有：《韩国牵手越南》、《韩国向西班牙派韩医医疗义诊团》、《韩国向越南派出第108支韩医医疗义诊团》及《韩国在哈萨克斯坦建韩医医疗中心》等，这些对我国传统医药主管部门掌握韩医学走向国际化的动向很有帮助。

实战例5：笔者的译文：2012年4月20日，韩国首尔北部地方法院判处因无照进行针与灸的教育的金某（97岁）2年徒刑，缓刑3年，罚金8百万韩元。金某自2000年7月至2010年12月间，非法进行针与灸的教育，发放证书，获利143亿韩元。听课人数1700余人。

此条信息的重要性：①金某在韩国被称为活着的"华佗"。2012年，前韩国总统卢泰愚咳嗽不止，入院治疗，通过手术从右肺部取出一枚针灸针。经调查，施针者为金某的徒弟（属于非法行医）。②金某与我国数家机构有合作关系。此条信息成功地阻止了不知其被判刑背景的我国某机构与其合作的进行，有效避免了会带来的不良影响。

实战例6：笔者还为我国的《黄帝内经》及《本草纲目》"申忆"工作尽了一份自己的力量（图7-21）。笔者提供了日韩两国使用该书籍的证据；还提供了负责审核我国申报"申忆"资料的外方人员的背景资料，这些为"申忆"成功提供了帮助。注：提供给笔者的韩方人员姓名中，只有姓是正确的，笔者凭着熟练的检索经验，查到了其背景资料，包括其联系方式等内容（徐某，韩国人，首尔大学文学硕士，哈佛大学博士，现任韩国首尔大学中文学科教授，世界记忆遗产国际咨问委员会委员，兼任香港中文大学研究员）。

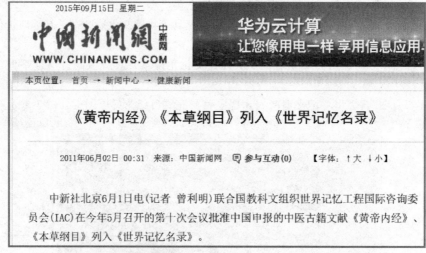

图7-21 《黄帝内经》及《本草纲目》"申忆"成功的新闻截图

7. 业精于勤

实战例1：2008年笔者完成了一部译著《폴란드》（波兰），中文译成韩文。笔者每日睡眠仅4个小时，利用业余时间，3个月如期完成了6万字的译著（图7-22、图7-23）。

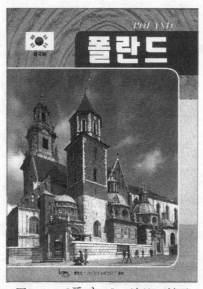

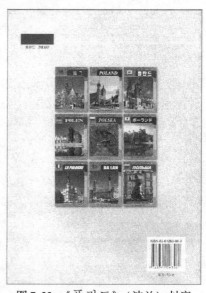

图7-22 《폴란드》（波兰）封面 　　　　　图7-23 《폴란드》（波兰）封底

实战例2：2013年，笔者协助日本的一位养生专家对日本古医籍《养生训》进行引用出典的探索研究。《养生训》是用日文古文写的，而且很多引文未注明出处，笔者在领会每一条深层含义后，再自编数个中文关键词，然后在互联网上检索。这如同在茫茫大海中捞针一般，难度非常大。笔者经过不懈努力，完成了1343条。日本专家审核后非常满意，夸笔者："伟大！完成了一件日本史上从未有人做到过的事，填补了日中医学交流史上的一个空白。"

《养生训》共引用了345种古籍，引用次数1343次。其中，引用日本医籍18次（其中大部分日本医籍引用的又是中国古籍），占总引用次数1343次的1.34%。引用次数由多向少排序：明朝→宋朝→元朝→唐朝→清朝→汉朝→春秋战国。这7个时代占总引用次数的91.3%。

功夫不负有心人，笔者通过此次检索与研究，有了重要的发现：日本首相官邸、厚生劳动省、文部科学省、农林水产省及防卫省的官网上，在介绍养生知识时，只表示引用了《养生训》的内容，却忽略了《养生训》绝大部分是在引用中国的古籍。为此，笔者撰写了一篇名为《〈养生训〉与〈颐生辑要〉引文比较》的论文（笔者注：《养生训》与《颐生辑要》的作者为同一人——贝原益轩。《养生训》是用日文古文写的，《颐生辑要》则全部是用我国的汉字写成，两部著作内容的相似度在90%以上），已在2015年11月发表在《国际中医中药杂志》上。

·970·　国际中医中药杂志2015年11月第37卷第11期 Int J Trad Chin Med, November 2015, Vol. 37, No.11

·专题论坛·

《养生训》与《颐生辑要》引文比较

焦宏官　徐秀川　徐俊

【摘要】　日本厚生劳动省等官网在介绍养生知识时多处引用《养生训》的内容。本文通过对《养生训》《颐生辑要》引文的梳理，证明日本广为人知的《养生训》中的养生知识绝大部分来源于中国古籍。

【关键词】　养生训；颐生辑要；贝原益轩；日本；中国；古籍

图7-24　笔者发表在《国际中医中药杂志》上的文章截图

实战例3：2012年11月，笔者虽然不是课题组成员，但为科技部的"中医药科研项目绩效评估与体系建设研究"国家级课题，提供了课题组重点关注的韩国的资料，受到课题组的好评。相关论文已经发表在《国际中医中药杂志》上（图7-25）。

国际中医中药杂志2013年8月第35卷第8期 Int J Trad Chin Med, August 2013, Vol. 35, No.8　·679·

·国际中医药·

韩国政府科研机构绩效评估体系简介

徐俊　常暖　姜秀新　李鲲　荆志伟　王思成

【摘要】　本文从政策管理方面介绍了由韩国政府出资的13家科研机构的绩效评估体系，并对2012年的评估情况及韩国韩医学研究院的评估结果做了介绍，为进一步完善我国科技评估体系，提供参考依据。

图7-25　笔者发表在《国际中医中药杂志》上的文章截图

实战例4：2012年10月，通过查找韩国大韩韩医师协会等30多家网站，笔者为某机构编写《百年中医史》提供了中韩交流素材8千字的资料。

实战例5：2013年7月，笔者通过查找"韩国医史学会"及"大韩韩医学原典学会（旧大韩原典医史学会）"网站（图7-26、图7-27），为我国研究韩国医史的人员提供了这2家韩国权威网站全部论文的链接。

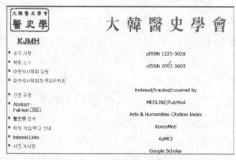

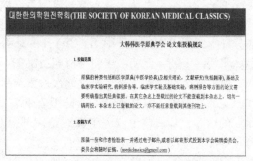

图7-26　大韩医史学会网站截图　　　　图7-27　大韩韩医学原典学会网站截图

实战例6：我国准备实施中医药立法，相关的课题组需要参考韩国的资料。笔者及时提供了韩国《韩医药发展法案》（法律全文），译文刊载于核心期刊上（图7-28）。

国际中医中药杂志 2006年9月第28卷第5期 Int J Trad Chin Med, September 2006, Vol 28, No.5　　　·259·

·政策法规·

韩医药发展法案

徐俊　李强　编译

　　2003年7月15日韩国国会通过《韩国韩医药发展法案》法律第6965号。该法案是韩国保健福祉部与韩国大韩韩医师协会通过近两年的调研而提出的，该法案的核心内容为"国家支持并资助发展韩医药"，促进韩医学的普及化、现代化和国际化。

　　此法案由保健福祉部部长负责策划实施，自公布之日起满一年后实行。

1. 国家须制定发展韩医药技术的综合性政策以促进其发展。
2. 地方须根据国家政策与地域特点制定发展韩医药技术的相应政策。
第四条（促进韩医药技术的科学化与信息化）
1. 国家与地方须为促进韩医药技术的科学化及信息化制定相应的政策。

图7-28　笔者发表在《国际中医中药杂志》上的文章截图

实战例7：某酒业集团需要调研日本和韩国的药酒市场，笔者经过检索日本和韩国的相关网站，凭着自己熟悉的日语和韩语，顺利地完成了调研工作，并形成论文发表在核心期刊上（图7-29）。

8. 数据来源的可靠性与权威性

实战：在我国进行的"一带一路"中医药战略研究中，我国的研究机构急需韩国人参的近年数据和韩国韩医药产业规模等数据。笔者经过检索，在韩国权威网站得到了准确的数据。简介如下：

2014年8月，韩国召开"第一届高丽参政策论坛"。论坛公布了如下内容：韩国2014年人参的总产值为9100亿韩元，出口额为1.5亿美元。

·394·　　　　　　　国际中医中药杂志 2008 年 9 月第 30 卷第 5 期 Int J Trad Chin Med, Sep 2008, Vol. 30, No.5

·资料·

韩国、日本的传统药酒

徐俊

【摘要】　本文介绍了韩国及日本的药酒品种及在日本销售的中国产药酒。
【关键词】　韩国；日本；药酒

An Introduction to Traditional Medicinal Liquors of Korea and Japan. *Xu jun, Institute of Information on Traditional Chinese Medicine, China Academy of Chinese Medical Sciences, Beijing,100700, China.*

【Abstract】　The article introduced the varieties of medicinal liquors produced in Korea and Japan and the Chinese medicinal liquors sold in Japan.

【Key words】　Korea；Japan；Medicinal liquors

1　韩国传统药酒

中国《魏志》记载高句丽"菩藏酿"；唐朝风流才子喜饮"新罗酒"。可见，韩国的酒文化历史源远流长。

"韩国饮酒文化中心"分析指出，近几年的媒体宣传不仅带动了中老年饮用药酒的人数激增，也带动了年轻人涌入饮用药酒的行列，而成为大众化商品。药酒广告中引用韩国人很崇尚的韩家古文献《东医宝鉴》对药酒的描述，并适时地选用当红明星大做药酒广告，这些都刺激了药酒市场的发展。据"大韩酒类工业协会"统计，去年药酒的销售额达 2000 亿韩元（约合人民币 18 亿元），上缴所得税占国家总税收的 1/35，故制酒企业自称孝子产业。

（株）大鲜酒造（株）；保海酿造（株）；海太 COMPANY；斗山（株）；鲜阳酒造（株）；麹醇堂（株）；农商冕酒家（株）。

2　日本传统药酒

公元 739 年始，日本史书记载了由中国传入的"屠苏酒"，公元 811 年在日本宫中饮用。随后进入民间。1971 年 5 月 31 日起，家庭才可以酿造果酒（除葡萄酒）及药酒。

日本本国生产的药酒有：养命酒、杏酒、淫羊藿酒、水杉酒、山白竹酒、保命酒、梅酒、木瓜酒、枸杞酒、芦荟酒等 50 余种。其中，已有 400 年历史的养命酒影响力最大，对肠胃虚弱、食欲不振、性冷淡、疲劳及体质虚弱有疗效。特

图 7-29　笔者发表在《国际中医中药杂志》上的文章截图

韩国政府自 2014～2018 年，将投入 2000 亿韩元。韩国政府的目标为到 2018 年人参产值达到 1.5 兆韩元，出口额为 3 亿美元。达到 GAP 栽培的面积，希望由 2014 年的 45 亩增加到 150 亩。

2014 年韩国人参出口对象国排序：中国（含香港）1855 万美元（比前一年增加 2%）、中国台湾 882 万美元（比前一年增加 67%）、越南 206 万美元（比前一年增加 5%）、日本 200 万美元（比前一年增加 15%）及美国 108 万美元（比前一年增加 67%）。

韩医药产业的相关数据如下（图 7-30）：

韩医药产业现状统计表（2014 年统计）					
区分	销售额		企业数		从业人数	
	亿韩元	占比（%）	家	占比（%）	人	占比（%）
生产领域	32,782	40.9	13,653	46.9	39,791	40.5
保健领域	45,246	56.4	13,398	46.0	55,604	56.5
零售领域	2,196	2.7	2,080	7.1	2,964	3.0
合计	80,226	100.0	29,131	100.0	96,358	100.0

图 7-30　韩国韩医药相关产业的销售额

同样在"一带一路"中医药战略研究中，需要日本针灸师的数据。笔者从日本厚生劳动省网站中，获得了相关数据，保证了数据的权威性。内容如下：2014 年，日本针灸师 215 179 人（其中针师 108 537 人，灸师 106 642 人，均比 2012 年增加了 7.6%）。2014 年，日本针灸诊所有 37 682 家（比 2012 年增加了 1.3%）（图 7-31）。

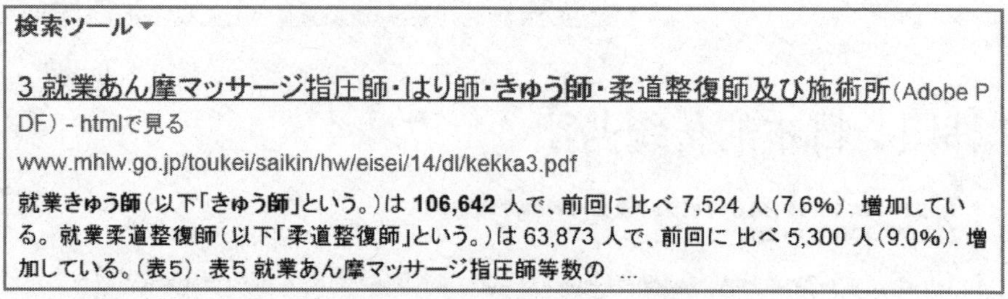

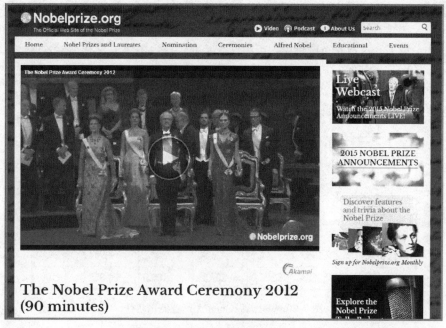

图 7-31　日本厚生劳动省网站针师与灸师资料截图

9. 胆识与自信

实战例 1：某市外贸进出口公司的朋友在线上向笔者紧急求助，找法语翻译，翻译 2 张货物单。笔者接到扫描成图片的货物单，发现全是词汇，并无句子，这就容易了。在图书馆借了本法汉词典，译完发给了对方以应急。该笔生意没耽误。几天后，朋友说后来找到了法语翻译，经该翻译核实，笔者翻译地准确无误。

实战例 2：近日，本单位女科学家屠呦呦获得了"2015 年诺贝尔生理学或医学奖"。领导急需了解诺贝尔生理学或医学奖颁奖典礼流程的详细内容。笔者先试着搜中文网站，检索词为："诺贝尔奖、颁奖、典礼"。颁奖视频很多，基本都是小片段，且视频和音频效果很差，利用价值很低。笔者将检索词改成："Nobel，award，ceremony"（注：笔者利用谷歌翻译得到的上述英文检索词），仅 3 秒，诺贝尔奖官网上完整而清晰的颁奖典礼视频就出来了（图 7-32）。

图 7-32　2012 年诺贝尔奖颁奖典礼视频截图

实战例 3："一带一路"课题中，需要查找蒙古国的传统医学资料。中文网站上的资料不够翔实。笔者想到日本和蒙古国近些年走地近，或许日文网站里有有用的信息。笔者将关键词设为日文的"モンゴル"（蒙古）"伝統医学"（传统医学），收获非常大。发现日本对蒙古国的传统医学研究很深，日本研究人员对蒙古国进行了实地考察，所以考察报告等资料翔实而深入（图7-33、图7-34）。

東洋医学の広場

モンゴルの伝統医学と薬用植物

高野　文英[a]　　吉崎　文彦[b]　　伏谷　眞二[a]
早坂　英記[a]　　大場　慶司[a]　　Javzan Batkhuu[c]
Chinbat Sanchir[d]　　Badamjav Boldsaikhan[e]

a　東北大学大学院薬学研究科天然資源薬学分野，〒980-8578 仙台市青葉区荒巻字青葉
b　東北薬科大学生薬学教室，〒981-8558 仙台市青葉区小松島4-4-1
c　Institute of Biology, National University of Mongolia, Ulaanbaatar-46, Mongolia
d　Institute of Botany, Mongolian Academy of Sciences, Ulaanbaatar-51, Mongolia
e　System Research Institute, Mongolian University of Science and Technology Ulaanbaatar-38, Mongolia

Mongolian Traditional Medicine and Medicinal Plants

Fumihide TAKANO[a]　　Fumihiko YOSHIZAKI[b]　　Shinji FUSHIYA[a]
Hideki HAYASAKA[a]　　Keiji OHBA[a]　　Javzan Batkhuu[c]
Chinbat Sanchir[d]　　Badamjav Boldsaikhan[e]

图7-33　论文《蒙古国的传统医学与药用植物》截图

アジア・アフリカ地域研究　第13-2号　2014年2月
Asian and African Area Studies, 13 (2): 305-321, 2014

フィールドワーク便り

モンゴル，苦楽とともに生きる伝統医療

長　岡　　慶[*]

「私は2つの時代を経験した．ひとつは社会主義の時代，そしてもうひとつは資本主義の時代だ．」

モンゴル伝統医療の研究者ボルド博士（40歳代・男性）は言った．2013年，私はモン

宗教の武器から文化の象徴へ

モンゴルにチベット医学が広まったのは，王がチベット仏教を国教とした16世紀末のことである．モンゴルの伝統医療（モンゴル医学）は，在来の医療知識の上にさらにチベット医学の理論を取り込み，確立された．

图7-34　论文《蒙古，苦乐相伴中生存的传统医疗》截图

图7-35截自日文其他分析报告。截图中介绍了蒙古的情况：

- 制药公司　　　　→乌兰巴托有16家，地方有20家以上。
- 使用的药材　　　→共计236种（蒙古国内137种，进口99种）。
- 产量　　　　　　→5顿（这个产量不会给自然环境带来负荷）。
- 处方的种类　　　→300以上。
- 药店数量　　　　→约200家。

②モンゴルにおける製薬（生薬）関連情報（バトフ先生の調査による）
- 製薬会社 →ウランバートルに16社、地方に20社以上
- 使用されている生薬 →全部で236種類（国内137、輸入99）
- 全生産量 →5トン（これは自然環境に負荷を与えない量であるとのことである）
- 処方の種類 →300以上
- 販売する薬局数 →約200店

图 7-35 日文分析报告截图

实战例4：同事请我查查下面截图的信息中（图7-36），日本有没有叫《病院》的杂志。

> 🔺 医院开展针对患者的信息服务探析 - 豆丁网
> 1 68—l 70. E3]菊池佑(日).美国的医院图书馆[J].病院,1998,57(5): 456-459. [4]陈健.新... 05—046
> 8—02 艾滋病是由人类免疫缺陷病毒(HIV)引起的一种病死率 极高的恶性传染...
> 豆丁网 - www.docin.com/p... - 2012-8-11 - 快照 - 预览

图 7-36 检索页面截图

笔者就在雅虎日本网站搜索，检索词自定为："菊池佑"和"456-459"，得到了关键的信息，下面截图为证（图7-37）：

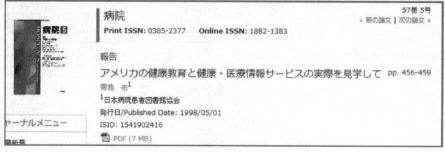

图 7-37 检索结果页面截图

日本有《病院》这种杂志，所引的文章页码也对。只是，不知是哪位译者翻译的题目，至少从字面上的意思看，有些出入。

总结：熟能生巧，持之以恒。

结语：笔者近些年为刊物提供了700余篇译文。笔者编写本文，深知理论水平有限，在此介绍了一些实战体会，望读者多提宝贵意见。